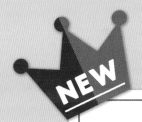

はじめての NICU看護

"なぜ"からわかる、ずっと使える！

[編著] 佐藤 眞由美

大阪母子医療センター新生児棟看護師長
新生児集中ケア認定看護師

MC メディカ出版

☙ はじめに ☙

　NICUとよばれる新生児特定集中治療室は、病院において早産児や低出生体重児、または何らかの疾患のある新生児を集中的に管理・治療し、看護を行う部署です。看護師として看護を提供するということは、看護の対象である個人とその家族を、身体的・心理的・社会的な多側面から全人的に捉え、それらの対象が自立し日常生活ができるように援助することです。看護の基本は誰が対象であっても変わるものではありませんが、実際にはNICU看護は特殊性を強く有しています。

　NICUで児の治療・ケアを行いながら、成長・発達を支援していくことが看護師の役割であることは言うまでもありませんが、とくに「早産児、あるいは新生児の脳の発達を守るためにどうすればよいのか」を探究することが大切です。

　NICUに入院している新生児は、身体の状態を示すモニターや人工呼吸器、輸液ポンプなど、数多くの医療機器に囲まれ、胎内とは異なった、生体の恒常性を乱す胎外環境にさらされています。NICUの養育環境は、新生児の発達途上の脳や神経系が期待するものとは大きく懸け離れたものです。NICUに入院している新生児が低酸素状態に陥る原因の4分の3は、医療スタッフが及ぼす影響であるとも言われています。また、NICUに入院中の新生児は、さまざまなニーズを言葉で発することができません。言葉を発しない新生児のサインを読み取るには、まず、正しい知識を習得することが必要です。そして、一つひとつの看護技術を正確に丁寧に行え、さらに、繊細でこまやかな技術や能力も要求されます。

　本書は、2013年刊行の『はじめてのNICU看護』を加筆・修正して大幅に改訂した書籍で、NICU看護の必須知識や要点が、ビジュアル（写真、イラスト、図表など）でわかりやすく解説されています。とくに新版では、ケアのなぜ（根拠）が明確にわかるとともに、先輩ナースの経験に根ざしたコツや注意点などを多数紹介しました。1〜4章には、医師によるワンポイントアドバイスも追加されています。さらに、理解度が確認できる「振り返りテスト」がダウンロードでき、復習・指導用テキストとして役立ちます。

　まずは、正しい知識や正確な技術の習得、アセスメントにご活用ください。さらに、新生児に行った看護を振り返って評価し、より良いものへと築き上げていくステップアップにご活用いただければうれしく思います。

　2022年2月

佐藤 眞由美

Contents

はじめに　3

振り返りテストダウンロード方法　6

編集・執筆者一覧　7

1 章　新生児看護の特徴

1 新生児の特徴 10

2 NICUの環境 13

3 新生児看護の特徴 14

4 ファミリーセンタードケア（family-centered care） 16

5 ディベロップメンタルケア（developmental care） 18

2 章　新生児特有の症状・所見

1 母体・胎児・出生時における情報の把握 26

2 体温・皮膚 27

3 呼吸器系 30

4 循環器系 34

5 消化器系 38

6 中枢神経系 42

7 水分・電解質 44

8 免　疫 45

3 章　ハイリスク新生児の看護

1 体温管理とケア 48

2 呼吸管理とケア 52

③ 循環管理とケア ……………………………………… 62

④ 栄養管理・点滴管理とケア ……………………………… 68

⑤ 新生児の行動観察とケアパターンの調整 ………………… 75

⑥ 感染予防 …………………………………………… 79

⑦ よく行われる検査 ………………………………… 84

⑧ 光療法 ……………………………………………… 90

4章　新生児の日常ケアと観察のポイント

① バイタルチェック ………………………………… 96

② ライン・センサーの固定 ………………………… 101

③ 計　測 ……………………………………………… 104

④ ポジショニング …………………………………… 110

⑤ 体位変換 …………………………………………… 115

⑥ 抱っこ ……………………………………………… 118

⑦ 痛みのケア ………………………………………… 119

⑧ 授　乳 ……………………………………………… 123

⑨ 沐浴・清拭（シャワー浴）・オムツ交換 ……………… 132

5章　NICUで使用される代表的な薬剤

● NICUでの薬剤投与 ………………………………… 140

引用・参考文献　147

索　引　152

🐾 ダウンロードして理解度が確認できる振り返りテスト 🐾

問題、解説、解答用紙がダウンロードできます。プリントアウトして、復習や知識の整理にご活用ください。

振り返りテストダウンロード方法

本書の資料は、WEBページからダウンロードすることができます。以下の手順でアクセスしてください。

■メディカID（旧メディカパスポート）未登録の場合

メディカ出版コンテンツサービスサイト「ログイン」ページにアクセスし、「初めての方」から会員登録（無料）を行った後、下記の手順にお進みください。

https://database.medica.co.jp/login/

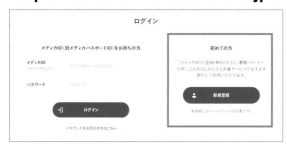

■メディカID（旧メディカパスポート）ご登録済の場合

①メディカ出版コンテンツサービスサイト「マイページ」にアクセスし、メディカIDでログイン後、下記のロック解除キーを入力し「送信」ボタンを押してください。

https://database.medica.co.jp/mypage/

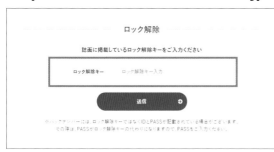

②送信すると、「ロックが解除されました」と表示が出ます。「ファイル」ボタンを押して、一覧表示へ移動してください。

③ダウンロードしたい資料のサムネイルを押すと「ダウンロード」ボタンが表示され、資料のダウンロードが可能になります。

ロック解除キー　NICU3222868

＊WEBページのロック解除キーは本書発行日（最新のもの）より3年間有効です。有効期間終了後、本サービスは読者に通知なく休止もしくは終了する場合があります。

＊メディカID・パスワードの、第三者への譲渡、売買、承継、貸与、開示、漏洩にはご注意ください。

＊ロック解除キーの第三者への再配布、商用利用はできません。データは研修ツール（講義資料・配布資料など）としてご利用いただけます。

＊図書館での貸し出しの場合、閲覧に要するメディカID登録は、利用者個人が行ってください（貸し出し者による取得・配布は不可）。

＊雑誌や書籍、その他の媒体および学術論文に転載をご希望の場合は、当社まで別途お問い合わせください。

＊データの一部またはすべてのWebサイトへの掲載を禁止します。

＊ダウンロードした資料をもとに作成・アレンジされた個々の制作物の正確性・内容につきましては、当社は一切責任を負いません。

編集・執筆者一覧

🐾 編 集

佐藤 眞由美 大阪母子医療センター 新生児棟看護師長・新生児集中ケア認定看護師

🐾 執 筆

1章 **佐藤 眞由美** 大阪母子医療センター 新生児棟看護師長・新生児集中ケア認定看護師

2章 **藤原 美由紀** 同 3階東棟看護師長

3章 **小谷 志穂** 同 新生児棟主任・新生児集中ケア認定看護師

4章 **大島 ゆかり** 同 新生児棟 副看護師長・新生児集中ケア認定看護師

5章 **平野 慎也** 同 新生児科副部長

1～4章 Dr. 平田ワンポイントアドバイス **平田 克弥** 同 新生児科副部長

1章

新生児看護の特徴

（佐藤 眞由美）

① 新生児の特徴

新生児とは新生児期にある乳児をいいます。新生児期とは、子宮内から子宮外での生活に移行するために生理的適応が行われる時期です。統計上や法律上では生後4週(日齢28)までとされています。生後1週(7日未満)は早期新生児期といい、特に注意深い観察が必要となります。

新生児の医学的特徴[1]

❶ 小さくて脆弱
❷ 未熟性に起因する医学的問題が起こる
❸ 胎内環境から胎外環境への適応過程にある
❹ 出生前環境の影響が色濃く残っている
❺ 急速に発育・発達する
❻ 母子関係確立に最も重要

正常新生児の特徴

正常新生児の特徴

頭 部
- 眼球結膜出血は分娩時に起こる静脈のうっ血によるもの。1カ月頃までには自然消失する。
- 大泉門および小泉門の開大、矢状縫合の離開・重合、冠状縫合の重合、産瘤や頭血腫もよく見られる。
- 耳介の上端は、外眼角と外後頭隆起とを結んだ線より高い。辺縁まで軟骨があり、曲げてもすぐに戻る。
- 鼻尖部の黄色いぶつぶつは、皮脂腺の増生したもので、成熟徴候といわれる。
- 歯肉や口腔蓋に見られる数mmの白色腫瘤は真珠腫やエプシュタイン嚢腫とよばれ、1〜2カ月で自然消失する。

手 足
- 四肢は屈曲位(上肢はW型、下肢はM型)で活発に動かす。
- 爪は指先を越える。
- 手掌や足底にはしわがある。

体 幹
- 全身がピンク色で皮膚が厚く、血管は透けて見えない。手掌や足底には数日間チアノーゼが残ることがある。
- うぶ毛が肩から上腕部に残っている。
- 乳頭がはっきりしている。
- 腹部はやわらかく、軽度に膨らんでいる。肝臓は季肋下2〜3cmのところに触れ、脾臓の先端に触れる。

> 男児は、陰嚢内に睾丸を触知し、陰嚢水腫が見られることがあります。女児は、大陰唇が小陰唇と陰核を覆っています。母体からのホルモンの影響により新生児月経や処女膜ポリープが見られることがあります。

（文献2より引用改変）

1 呼 吸 (p.30 2章「❸ 呼吸器系」参照)

- 肺胞のガス交換表面積は成人の約20分の1で、一回換気量が少ないのが特徴です。呼吸数は1分間に約40〜50回で成人より多いです。
- 肋骨の走行が脊柱に対して直角であるため胸式呼吸は不十分で、横隔膜による腹式呼吸が行われます。

注目!
□での呼吸はあまりせず、主に鼻呼吸をしています。

2 循 環 (p.34 2章「❹ 循環器系」参照)

- 新生児の心筋は未熟なため、最高血圧は約60〜80mmHgで心拍出量も少ない状態です。そのため心拍数は1分間に120〜140回で成人より多いです。
- 出生後、胎児循環から新生児の循環へと変化します。
- ほとんどの新生児の動脈管が、生後72時間以内に閉鎖します。

③ 体　温 （p.27 2章「❷体温・皮膚」参照）

- 新陳代謝が盛んで成人よりも体温は高く、腋窩温は36.5〜37.5℃、直腸温はそれより0.5℃ほど高いです。

注目！
体温調節機能は未熟で、環境の影響を受けやすい状態にあります。

④ 栄　養 （p.68 3章「❹栄養管理・点滴管理とケア」、p.123 4章「❽授乳」参照）

- 新生児の胃は成人に比べると縦型で、噴門部近くの食道括約筋が弱いため、胃内容物が逆流しやすいです。
- 経口哺乳が確立するには、吸啜と嚥下と呼吸の協調[3)]が必要となります。

⑤ 体液生理 （p.44 2章「❼水分・電解質」参照）

- 体の水分量は、成人が体重の約60%であるのに対し、新生児では体重の75〜85%を占めています。
- 出生後の細胞外液中の間質液が尿や不感蒸泄として排泄され、生後2〜3日までに出生体重の5〜10%が減少します。これを生理的体重減少といいます。
- ほとんどの新生児で生後24時間以内に胎便を排泄し、第一排尿を認めます。

⑥ 血　液

- 新生児は赤血球数が多く約600万/μL前後で、ヘモグロビンは約19g/dLと多血傾向にあります。
- 凝固系の因子は成人より少なく、ビタミンK依存の凝固因子はあまり増加しません。

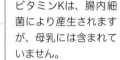

注目！
ビタミンKは、腸内細菌により産生されますが、母乳には含まれていません。

⑦ 黄　疸 （p.40 2章「❺消化器系」黄疸、p.90 3章「❽光療法」参照）

- 赤血球の多くが寿命の短い胎児赤血球のため溶血し、ビリルビンが多量に排泄されます。
- 生後2〜3日より肉眼的に黄疸が出現し、生後4〜5日頃にピークとなり、生後7〜10日頃に自然に消退します。これを生理的黄疸といいます。

🐾 早産児の特徴

早産児の特徴

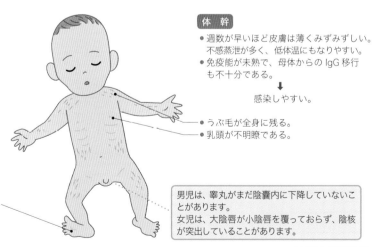

頭 部
- 血管の構築上、血液の疎な部分があり、血流調節も未熟である。
  → 脳出血を起こしやすい。
- とくに在胎28週未満の超早産児は、網膜の血管が未発達で、生後の血管増生や線維の増殖が起こる。
  → 未熟児網膜症

体 幹
- 週数が早いほど皮膚は薄くみずみずしい。不感蒸泄が多く、低体温にもなりやすい。
- 免疫能が未熟で、母体からのIgG移行も不十分である。
  → 感染しやすい。
- うぶ毛が全身に残る。
- 乳頭が不明瞭である。

手 足
- 四肢は弛緩していたり、不完全な屈曲位になっていたりすることが多い。
- 手掌や足底にはしわが少ない。

男児は、睾丸がまだ陰嚢内に下降していないことがあります。
女児は、大陰唇が小陰唇を覆っておらず、陰核が突出していることがあります。

（文献2より引用改変）

① 脳神経

● 血流調整が未熟で、少しの刺激でも脳血流は容易に変化することから、脳室内出血を起こすリスクが高い状態にあります。

注目！　日本の新生児医療の特徴

日本の周産期医療のレベルは他の先進国と比べても高いです。とくに日本の新生児死亡率は極めて低く（2019年では0.9/1000出生！）、世界最高水準を維持してきています。日本に加えてオーストラリア/ニュージーランド、カナダ、スウェーデン、フィンランド、イギリス、スペイン、イタリア、スイス、イスラエルの11カ国の新生児ネットワークの国際比較研究（iNEO）で、日本の新生児医療の特徴は、死亡率、脳室内出血・壊死性腸炎の発症率が低く、未熟児網膜症・新生児慢性肺疾患の発症率が高いという結果が報告されています[4]。このような研究を契機に、日本も含めさまざまな国で新生児医療を改善する取り組みが始まっています。　　　　　　　　　（Dr. 平田）

② 呼　吸（p.30 2章「③呼吸器系」、p.52 3章「②呼吸管理とケア」参照）

● 在胎34週以前では肺でのサーファクタントの産生が不十分であるため、呼吸窮迫症候群（RDS）を発症するリスクが高い状態にあります。

③ 循　環（p.34 2章「④循環器系」、p.62 3章「③循環管理とケア」参照）

● 心筋の未熟性と動脈管の閉鎖不全のために、容易に心不全状態に陥ります。動脈管開存症（PDA）は、しばしば発症が認められるため、注意が必要です。

④ 体　温（p.27 2章「②体温・皮膚」参照）

● 皮下脂肪組織が少なく寒冷時の熱産生が不十分なため、体温が下がりやすいです。また発汗機能が未熟なため、熱の発散ができずに高体温になります。環境温度により体温は容易に変動します。

⑤ 栄　養（p.68 3章「④栄養管理・点滴管理とケア」参照）

● 腸管自体が未熟で脂肪の吸収が悪いことから吸収障害が起こりやすいです。吸啜、嚥下、呼吸運動の協調が確立するまでは、栄養カテーテルによる経管栄養と経静脈栄養を併用します。

⑥ 免疫能（p.45 2章「⑧免疫」参照）

● 母体の免疫抗体は妊娠末期に胎盤を通して胎児に移行しますが、早産児は獲得しないまま出生します。そのため血液中のIgGは低値で、早産児自身の抗体産生も不十分なことから、感染しやすく重症化しやすいといえます。

⑦ 腎機能

● ネフロンの発達が未熟で糸球体ろ過能や尿細管機能が低く、腎血流量も少ないため、脱水を起こしやすい状態にあります。水分の過剰な蓄積も起こりやすいといえます。

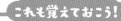

日本のお産の特徴

日本では約半数の分娩が産院で行われています。出生後の新生児の約5%は、人工呼吸などの何らかの蘇生処置が必要と報告されており[5]、日本ではハイリスク分娩やハイリスク新生児の出生が予測される場合は、周産期管理が可能な周産期母子医療センターに紹介されるシステムとなっています。しかし、すべてのリスクが分娩前に把握できるわけではないため、出生後に児の状態がよくなければ、NICUのある施設への新生児搬送が必要です（年間約15,000人の新生児が新生児搬送されていると報告されています[6]。日本では新生児の初期対応を小児科医・新生児科医以外が担うことも多く、分娩やNICUにかかわるスタッフへの新生児蘇生法（NCPR）の普及が重要です。　　　　　　　　　（Dr. 平田）

② NICUの環境

NICU（neonatal intensive care unit；新生児集中治療室）は、24時間体制でハイリスク新生児の治療と看護が行われる高度医療施設です。GCU（growing care unit）とよばれるNICUの後方病床・回復室を含めてNICUとよぶこともあります。

🐾 NICUの室温・湿度

- NICU内の室温や湿度は常に一定に制御されていますが、定められた基準はありません。成人を対象とした一般病棟と比較すると、室温・湿度ともに高くコントロールされています。

▦ 新生児医療の地域化（regionalization）[7]

- いつ、どこで生まれても最適な医療や看護が受けられるという目的で考案された地域システムです。その重要な要素が、搬送、情報交換、NICUです。
- 搬送とは、医療の専門家の随行のもと、患者をひとつの医療機関から他の医療機関に移動させることです。搬送方法には母体搬送、新生児搬送、逆搬送があります。

注目！ NICUの施設基準

厚生労働省は、「集中治療を行うにつき、十分な専用施設と専任医師及び助産師または看護師（患者3人に1人以上）が常時集中治療室内に勤務していること、1床当たり7m^{2}以上の広さの集中治療室を有し、原則としてバイオクリーンルームであり、かつ、自家発電装置を有し、必要な検査が常時実施できること」などと定めています。

搬送方法

①母体搬送	・ハイリスク妊婦の施設間移動であり、胎児から新生児への連続したケアという考え方が反映されている。
②新生児搬送	・新生児の搬送依頼が情報センター（NICUを持つ機関に設置）に寄せられると、集中ケアを行える装備を搭載した救急車で依頼元に急行し、そこで開始した初期ケアを中断することなく新生児をNICUに移送する。
③逆搬送	・搬送の原因となった問題が解消されたあと、そのあとのケアを続けるために、医療レベルに応じて搬送依頼元か地域の施設に移送する。

これも覚えておこう！

バイオクリーンルーム

バイオクリーンルームとは、室内空気中の浮遊微生物の制御とともに、温度・湿度や室内の圧も制御・管理された部屋のことで、NICU環境は、病院空調設備の設計・管理指針（日本医療福祉設備協会規格）ではクラスⅢ（ICUや血管造影室と同程度）に該当する。HEPAフィルター（0.3μmの粒子に対して99.97%以上の捕集率）を介して1時間当たり20～40回の換気をしています。

これも覚えておこう！

重篤な疾患を持つ新生児の医療方針の決定

NICUでは重篤な先天疾患を有する新生児が入院することもあります。こうした児の治療方針の決定に際しては、客観的な医学的情報を両親にできるだけ正確に伝えて、「児の最善の利益」に添うと考えられる治療方針を両親と話し合いながら選択していくことになります[8]。そのために、医療従事者（小児科・産科・関連科医師、助産師、看護師、臨床心理士など）内でも話し合いが必要であり、とくに重篤な児の場合は時間的な余裕がないことが多く、早期からのカンファレンスを計画することが重要となります。　　　　（Dr. 平田）

③ 新生児看護の特徴

新生児をケアする看護師の役割は、新生児が入院してから退院するまでの期間、救命後の安定化と退院後の家庭保育へ向けた援助を実践することです。

NICU看護の理念[9]

- NICU看護は、救命と生理的安定化・神経行動学的発達・家族関係の形成や親となる過程を助けることを主目的としています。そのためには、新生児を一人の人間として尊重すること、family-centered care（家族中心のケア）の具現化、他職種・他領域との連携と協働が不可欠です。

ハイリスク新生児ケア

- ハイリスク新生児のケアは、救命と生理学的適応を助けるケア、神経行動学的発達を助けるケア、家族のケア（p.16 1章「④ ファミリーセンタードケア」参照）からなります。

ハイリスク新生児ケアの視点

① 人間の尊厳としての可能性を尊重する。
② 生理的に逸脱しないように予防的ケアを行う ・リスク因子を判別し、経過の見通しや予測を立て、ケア方針を決定する。 ・生理的範囲の変化か、逸脱しているかをアセスメントする。 ・感覚刺激に対する反応や行動上の特徴を知り、微妙な変化に気づく。 ・子宮外環境への適応を円滑化するよう、環境調整とケアを行う。
③ 親が新生児の経過や状態を判断し、必要な世話ができる力をつけていく過程を支える。
④ 行動観察によって新生児の個性を発見する。
⑤ 基本的信頼感の獲得を支える。
⑥ 家族中心のケア理念に基づき、新生児をケアする。

（文献10より引用改変）

救命と生理学的適応を助けるケア

- 十分な情報収集・観察・アセスメントを通じて、異常の早期発見に努めます。

情報収集

（p.26 2章「❶ 母体・胎児・出生時における情報の把握」参照）

- 母体、胎児、新生児という一貫した管理が必要で、早産の可能性のある妊婦や児に何らかの疾患が予測される場合、産科病棟のスタッフと密に情報交換をすることが必要です。

 注目！
出生後、新生児がNICUに収容されることが予測される場合は、出産までに前もって母親にNICUの環境や看護について説明しておきましょう。

観察

- バイタルサイン、全身状態の観察、新生児の行動観察を通して、経時的に記録します。

🐾 安定した保育環境の提供と維持

● 体温・呼吸・循環などの各身体機能が胎外生活に適応できるように、安定した保育環境の提供と維持に努めます。

📘 体温調整 (p.27 2章「❷ 体温・皮膚」参照)

● 在胎週数、出生体重、摂取エネルギーなどさまざまな要因を考慮して保育器の温度を調整します。測定部位、測定する間隔も個々の新生児によって計画を立てます。

📘 呼吸機能・心機能の維持

● 無呼吸発作への対処として、呼吸心拍モニター、経皮的酸素飽和度（SpO₂）モニター、経皮ガス分圧モニターを装着し、警報音が鳴ればすぐに保育器サイドに行って新生児の状態を観察します。

● 無呼吸が回復しない場合は、足底または背部への皮膚刺激を行い、それでも回復しなければバッグバルブマスクで蘇生をします。

● 呼吸の安楽のために体位変換や体位を工夫します。

注目！
体表面から輻射・蒸散・伝導・対流による熱喪失を生じやすい状態です。新生児の体表面積は広く皮下脂肪は薄いため、輻射による熱喪失は大きくなります。授乳直後や啼泣後は体温が上昇します。

注意！ 保育器内にバッグバルブマスクを常備しておきます。

注意！ 超低出生体重児の場合
生後しばらくは体位変換によるエネルギーの消耗を避けるとともに、頭蓋内出血のリスクも考慮します。

🐾 新生児のストレス因子の除去

● 中枢神経障害や視覚障害などの後障害を残さないように、ストレス因子の除去に努めます。

● 環境は新生児の視覚、聴覚、皮膚触覚、体性感覚、運動、嗅覚、味覚などの感覚系を通して脳の発達に影響を及ぼします。そのため、養育環境を整える[11]ことが大切です。

● 新生児への処置や疼痛刺激によるストレス、養育環境によるストレス、母親からの養育の中断によるストレスなどを認識し、ケアの工夫を考えることが大切です。

🐾 感染予防 (p.79 3章「❻ 感染予防」参照)

● 正常な細菌叢が獲得されていないことに加え、さまざまな異物（気管挿管チューブ、栄養カテーテル、経皮的中心静脈留置〈PI〉カテーテル、動脈カテーテルなど）が身体に挿入されているため、感染症を合併しやすい状態（易感染状態）です。感染予防に努めます。

根拠 新生児の感染予防の基本原則
新生児の感染予防の基本原則は、①正常皮膚および口腔内細菌叢の早期確立、②正常腸内細菌叢としてのビフィズス菌叢の形成、③医療者の介助による院内感染原因菌の汚染（水平感染）の排除である。

院内感染予防の基本原則

①分娩後早期からの抱っこ・カンガルーケア（皮膚へ）と早期授乳（口腔内・腸管内）による細菌叢の早期獲得
②母乳哺育でビフィズス菌の腸内での定着をはかること
③児に触れる前後の消毒剤による手洗いと沐浴の個別化（1回ごとに沐浴槽の消毒）
④計測器具（体温計・聴診器など）の個別化や消毒

（文献12より一部改変）

④ ファミリーセンタードケア (family-centered care)

家族と医療者のパートナーシップを認めるケア理念もしくはケア・アプローチ[13]です。ケアにおける関係性が重視され、「尊厳と尊重」「情報共有」「家族の参加」「協働」の4つの中心的な概念で構成されています。

⚘ NICUでの家族への支援

- 妊娠中には予想していなかった親子分離という環境の中で、新生児の両親もストレスを抱えています。両親が親としての役割を習得できるように支援していくことが必要です。
- 医療者は家族と信頼関係を構築し、家族の視点からさまざまなことを考える必要があります。家族の持っている力を信じて尊重し、情報を共有します。家族に子どものケアへの参加を奨励し、家族とともに個別的な支援を提供します。
- NICUでは、出生直後から両親と子どもが分離を余儀なくされています。子どもの重症度にかかわらず、子どもがNICUに入院するとそれだけで気持ちが動転し、両親にとって大きな危機的課題となります。
- 新生児看護におけるファミリーケアは、NICUに新生児が入院するという心理的な危機状況を克服し、自らの力で家族を発展させていくことができるように活動すること[14]です。

> **注意！** 慣れない環境に適応しようとする場合、不安・恐れ・怒り・失望といった反応のすべてが強められます。それらの心理的な危機状況を克服し、両親が自分の子どもを育てていくための力を付けていく過程を助け、支えることが重要です。

NICUにおける家族中心のケア

①治療・看護内容の理解と意思決定を助ける。
②NICUという環境への適応を助ける。
③親子関係・家族関係の形成を支える。
④親となることを支える。
⑤チームの一員としての親と協働する。

ファミリーセンタードケアの基本概念

①尊厳と尊重	・判断や選択は価値観・信念・文化的背景に影響されるものであるので、ケア提供者は、家族の判断や選択を尊重し、それをケア計画や実践に取り入れる。
②情報の共有	・ケア提供者は、完璧で正確な偏りのない情報を適切な方法で家族と共有する。
③家族のケア参加	・家族の負担にならない範囲で選択できることであれば、ケアの実施や意思決定に参加するよう勧め、支える。
④家族との協働	・家族はケア提供者や管理者と協働し、ケアのみならず方針決定やプログラムの開発、環境改善、専門家の教育に参加する。

（文献13より引用）

🐾 ファミリーセンタードケアにおける看護のポイント

- 両親が新生児の反応や行動への理解を深めることができれば、新生児とのかかわりに楽しみを発見でき、親としての自信を養うことにもなります。
- 両親がさまざまな思いを表出でき、新生児とのかかわりを深く持てるように配慮し、新生児の状態を理解して受け入れられるように援助することが大切です。

ハイリスク新生児におけるファミリーセンタードケア実践のコツ

①治療・看護内容の理解と意思決定を助ける	・医療者と両親・家族がお互いの立場や役割、状況を相互に理解し合うことが必要となる。両親が意思決定するためには、納得いくまで、わかりやすく丁寧に何度も説明し、時間をかけて向き合うことが大切である。提供された情報から両親が何を考え、どう捉えているのかを見守り、状況に応じたケアを提供することが必要である。 ・NICUスタッフとして子どもの出産を祝福し、迎え入れ、子どもの権利を尊重した態度を示すことも両親が子どもを受け入れることを助けることにつながる。
②NICUという環境への適応を助ける	・両親のNICUという環境への適応を助けることが大切である。来院した際には挨拶をし、歓迎する態度で迎える。声を掛け、笑顔で挨拶をするだけでも、両親はNICUの場にいていいことを認めてもらえていると感じ、自分の居場所を確保することが容易になる。
③親子関係・家族関係の形成を支える	・家族の始まりを支えるケアとして早期接触は重要である。わが子と触れ合うことを勧め、両親の気持ちを理解したり、尊重したりするかかわりが必要となる。 ・触れ合いが押し付けになったり、強要になったりしないよう見守る姿勢が大切である。子どもの示すサインを一緒に探し、その解釈を支援する。子どもに誠実に向き合い、子どもの示すサインを受け止め、状況に応じたケアを提供できることが大切である。 ・両親とともにケアを考え、親としての役割の大切さを肯定していくことも必要である。両親の存在を尊重するとともに両親の発見した子どもの反応、行動や特徴を肯定して認めていくことも重要である。
④親となることを支える	・NICUで看護師主導でケア提供をしている時期に、母親が子どものニーズを理解することやケアのタイミングを判断することは難しいことから、看護師主体であったケアを徐々に母親主体へと移行していく過程が重要である。 ・親となることを支えるケアを提供するため、親の準備過程を観察し、親主体で行動できるように支援することが必要である。
⑤チームの一員としての親と協働する	・両親は単なる訪問者ではなく、養育者としての存在であり、その役割を尊重してかかわっていくことが大切である。両親が何もできないと思うのではなく、子どもをケアし、成長発達を助けるチームの一員として役割を分担しうる重要な存在として認識し、両親の意向や価値観をケア方針に活かすことが重要である。

（文献15を参考に作成）

🐕 **根拠** **ファミリーセンタードケアの大切さ**

　ファミリーセンタードケアは、治療にとっての家族の役割を重要とする考え方です。早産児や重症児では、両親と新生児の関係性がNICUで確立されることを考えると、NICUで特に大切に考えたい概念です。北欧やカナダでは、NICU内の個室の整備や家族のケアや回診への積極的な参加など、ファミリーセンタードケアの実践が進んでおり、ファミリーセンタードケアが児の発達にもたらすよい影響についても報告されています[16]。一方で、せっかく個室を設けても面会が多くなく児への刺激が少ないと言語発達への悪影響があるという報告もあります[17]。すべての病室を個室に！などはハードルが高いかと思いますが、家族をチームの一員として迎える姿勢など、それぞれの施設でできることからファミリーセンタードケアを始めていくことができれば、と思います。

（Dr. 平田）

5 ディベロップメンタルケア（developmental care）

早産児やハイリスク新生児に対して発育・発達を阻害する因子を取り除き、過剰な刺激から保護し、神経行動学的発達を促すケアのことをいいます。NICUの環境を新生児の立場から考えたものです。

🐾 ディベロップメンタルケアの基本概念

● 基本概念は、次の4点に集約されます[18]。
　① 低出生体重児の発達に適した環境を整えること。
　② 児のストレスに対する個々の行動パターンを認識し、ストレス行動が起こらないように扱うこと。
　③ 児の養育に家族を取り込むこと。
　④ 家族の情緒支援を行うこと。

🐾 ディベロップメンタルケアの必要性

● NICUに入院している新生児は、光や音の絶え間ない刺激を受けているだけでなく、採血などの痛みを伴う処置に加え、体重測定やバイタル測定だけでも徐脈や酸素飽和度の低下をもたらすことがあります。
● 新生児の脳は易障害性が高く、脳障害や発達障害を起こしやすいことから非侵襲的なケアが必要となります。

> **根拠　ディベロップメンタルケアの大切さ**
> 　早産児は、本来なら子宮内で成熟途中の時期に出生し、NICUで多くのストレスを長期間受けることになります。こうしたストレスは児の発達・発育、とりわけ高次脳機能に影響が大きいことがわかってきています。NICUでは日常から、こうしたストレスに配慮して、新生児の心の発達を支えるディベロップメンタルケアを心掛ける必要があります。日本でも、ディベロップメンタルケアのモデルのひとつであるNIDCAP（newborn individualized developmental care and assessment program；新生児個別的発達ケアと評価プログラム）が導入されており、広がりをみせています[19]。　　　　　　　　　　　　　　　　　　（Dr. 平田）

🐾 ディベロップメンタルケアの臨床の実践[20]

❶ あたたかい心を育むやさしさの医療と看護を提供して児の心（高次脳機能）を守り、
❷ 適切な発達を促進する環境（音・光など）と刺激（語りかけなど）を提供し、
❸ 家族を視野に置いた医療と看護によって母親と子どもの絆を損なわない配慮を行います。

注目！
重要なのは「児にやさしさを提供する医療従事者の心」です。NICUの環境やケア場面で個々の児の行動を綿密に観察し、「児が今何を望んでいるのか」「どのようなケアやかかわりを求めているのか」を読み取り、それを児に提供することです。

ディベロップメンタルケアの方法

① 環境調整（音・光・臭刺激からの保護）
② 業務達成型のケアパターンの見直し
③ ストレスを和らげるためのさまざまな介入　ポジショニング、ハンドリング、非栄養的吸啜（NNS）、カンガルーケアなど
④ 痛みのケア

注目！
ディベロップメンタルケアは、「環境調整や児へのやさしいケア以外に、システムの改変や地域の医療スタッフも含めた連携など広域にわたる内容が含まれる」という考え方で、個人ではなく、組織的な取り組みになります。

🐾 サブシステムの発達を考慮した支援

胎児の知覚発達

在胎14週	味覚	29週	嗅覚
16週	触覚	30週	視角（明暗の知覚）
25週	前庭覚	34週以降	視角（形の知覚）
28週	聴覚		

アルス（Als）の共作用モデル

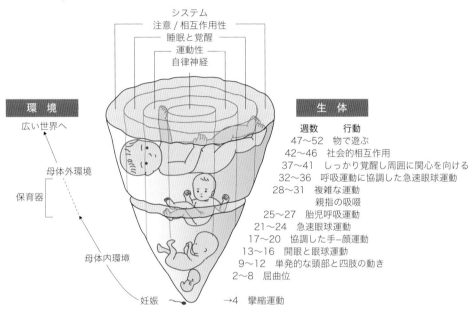

システム
注意／相互作用性
睡眠と覚醒
運動性
自律神経

環　境
広い世界へ
母体外環境
保育器
母体内環境
妊娠

生　体
週数　　　行動
47〜52　物で遊ぶ
42〜46　社会的相互作用
37〜41　しっかり覚醒し周囲に関心を向ける
32〜36　呼吸運動に協調した急速眼球運動
28〜31　複雑な運動
　　　　親指の吸啜
25〜27　胎児呼吸運動
21〜24　急速眼球運動
17〜20　協調した手−顔運動
13〜16　開眼と眼球運動
9〜12　単発的な頭部と四肢の動き
2〜8　屈曲位
→4　攣縮運動

（文献22より引用）

● 児のサブシステムの発達を把握し、外界への適応を考慮することで発達を支援できます。サブシステムの機能は常に児の行動に現れるため観察可能で、児と環境やケアとの調和や適応も児の行動を介して現れます。児の行動を指標としてケアを構築することが大切です[21]。

根拠

アルスの共作用理論
　児の行動発達は、①自律神経系、②運動系、③状態調整系、④注意・相互作用系、⑤自己調整系の5つのサブシステムからなっており、これは胎児からの発達過程で、自律神経を中核として運動系、状態系、注意・相互作用系、自己調整系の分化と調整、統合によって成熟・発達が進む。その過程は児の内的なサブシステムと外界との共作用によって促進されたり、抑圧されたりします。

 注目！

　児の行動である安定化のサイン、ストレスサインを観察し、きめ細かく丁寧に対処して、児がサブシステムのバランスを保ち自己調整できるようにサポートします。

サブシステムによる生体のストレス反応（ストレスのシグナル）

自律神経・内臓器系	運動系	状態系（睡眠と覚醒）
• 不規則な呼吸 • 無呼吸・あえぎ • 皮膚色の変化 • 振戦 • ビクつき • 凝視・あくび • 嘔吐	• 筋弛緩 • 過緊張 • 手指を広げる • 拳を握る • 顔をしかめる • 手を顔にかざす • 困惑した様子	• 凝視 • 視線を合わせない • 目を見開き緊張した様子 • いらつき・ぐずつき • 不機嫌・啼泣 • 落ち着かない • 眠らない・すぐに覚醒

（文献22より引用）

サブシステムによる生体の自己制御行動（安定化のシグナル）

自律神経	運動系	状態系および注意・相互作用系
• 落ち着いた呼吸 • 良好で安定した皮膚色 • 安定した消化状態	• 自然な姿勢と筋緊張 • 同時性のある滑らかな動きをする 　手足の把握 　模索と吸啜 　手-口運動 　屈曲姿勢	• はっきりした睡眠の状態 • リズミカルで力強い啼泣 • うまく自己調整して（慰めて）いる • 生き生きとした目で見つめたり、かわいい表情をしたりする 　喃語を発する 　見つめて微笑む

（文献22より引用）

🐾 音環境の調整

- 聴覚機能は在胎20週頃に内耳の感覚器が完成し、聴覚神経の機能は25 ～ 28週ででき上がり、そこから聴覚は成熟していきます。
- 騒音は、NICUでの治療やケアスケジュールに関連して起こりやすいです。重篤な新生児の入院が多いほど、また、忙しい時ほど医療者の行動が活発になり、騒音はおのずとその強さを増すことになります。

注意！ 音環境や騒音は、低酸素症や頭蓋内圧の上昇、無呼吸と徐脈、興奮・啼泣・いらだち、睡眠・覚醒レベルへの影響などストレスの原因となります。

📋 看護のポイント

- 早産児の聴覚や脳に対する影響を理解し、過剰な音刺激から新生児を守ることが看護師の役割です。看護師にとってはほんの小さな音を発生する行為であっても、新生児にとっては過剰刺激となっている場合もあるため常に配慮し、新生児の立場に立って音環境の改善に取り組みます。

注意！ 医療者が自らを騒音源として認識し、注意深く洗練された行動をとる必要があります。

音環境の改善への工夫

• モニターの同期音は消し、アラームレベルを可能な限り下げる。
• 保育器の手窓は手を添えて開閉する。
• 保育器の上に直接物を置かない。
• 保育器内にセットしている用手換気用の酸素は、作動状態のままにしない。
• 通常の会話や足音などの音の発生は、できる限り抑える。

🐾 光環境の調整

- 在胎32週未満の早産児の眼瞼は薄く、ほとんど開いているので光量を調節することができません。早産児の視機能が安定してくるのは32 〜 34週以降ですが、満期となってからも視機能は発達し、3歳までは発達過程にあります。
- 神経発達過程にある早産児の視機能に対して光が及ぼす影響に関しては、まだ十分に解明されているとは言えません。しかし、一般的に強い光は、内分泌系の変化や生物学的リズムの変化をもたらし、不眠などの影響を及ぼすと考えられています。
- 昼は明るく夜は暗いという明るさの日内パターンが、児の基礎心拍の減少、体動の減少、睡眠時間の延長[23]や体重増加、安静保持[24]などの児の睡眠-覚醒リズムや成長に与える効果が報告されています。

📖 看護のポイント

- 早産児の成長や神経発達に対する光環境の影響を理解し、児を十分に観察できる明るさを確保しつつ、昼は明るく夜は暗くするNICU環境が望ましいといえます。

光環境の改善への工夫

- NICUの照明を昼は点灯し、夜は消灯する。
- 新生児の個々に保育器カバーで遮蔽する。
- 間接照明を利用する。
- 電子カルテの横に小型蛍光灯を設置して必要な時だけ明るくできるようにする。

🐾 ケアパターンの調整

- ケアパターンの調整とは、ルーチーンの指示や看護ケアに対する新生児のニードを個別に評価し、いつ、何を行えばよいかを判断していくことです。ケアパターンの調整として、深睡眠中のケアを避けることと睡眠や休息の時間を中断させない(ケアをまとめて行う)こと[25]とされています。
- 言葉で訴えられない早産児の個々のニーズを知ろうとすることを軽視し、スケジュールに沿って行動することは、早産児のストレスを過剰なものにし、発達を阻害することにもなります。
- 早産児の睡眠や休息を妨げず、ストレスを少なくし、興奮を引き起こさないようにすることが大切です。
- 早産児の生理発達や神経行動学的知識に基づいた判断と評価が求められます。その早産児が持つ独特の微細な反応やサインを読み取る訓練が必要です。

これも覚えておこう！

状態(State)の評価
　児の運動や行動は、Stateとの関係が非常に深く、児のStateによって刺激の受容性、反応性が異なるため、評価や介入にあたってはStateを的確に把握することが重要です。

これも覚えておこう！

超早産児のケア
　超早産児は、ケアをまとめて行うと、通常上昇するはずのコルチゾールの反応が低下することが示唆されています。通常では、ストレス刺激により副腎皮質刺激ホルモン(ACTH)の分泌が促進され、コルチゾール産生を増加させてストレスに対応しようとしますが、超早産児ではこの防衛反応が起こりにくく、脳の発達に影響を与えているのではないかと考えられています。ケアをまとめて行うことでストレスを誘発するのであれば、児の個別的な反応を見たうえで、ケアの内容やタイミングを計画する必要があります[26]。

BrazeltonによるStateの分類

State 1	• 目を閉じた規則正しい呼吸での深い眠り • 規則正しい間隔で起こる驚愕や攣動的運動を除いて自発的活動がない • 驚愕は急速におさまり、ほかの状態への変化は少ない • 眼球運動はない	
State 2	• 目を閉じた浅い眠り • 閉じた眼瞼を通して、急速な眼球運動がしばしば観察される • 低い活動レベルで、不規則な運動と驚愕ないしは驚愕と同等な動きがある • 運動はState1におけるよりも滑らかで、より調整されている • 驚愕と同等な動きで内的・外的刺激に反応し、しばしば状態の変化を生じる • 呼吸は不規則で、吸啜運動がときどき起こる • 開眼が短時間起こるかもしれない	
State 3	• 眠そうな半居眠り状態 • 目は、重たいまぶたで開けているか、閉じたまぶたがぴくぴく動く • 活動レベルは変化しやすく、散発的な軽度の驚愕運動がときどき起こる • 感覚刺激に対し反応的であるが、反応は遅れがちである • 刺激後、状態が変化することが多い　• 運動は通常滑らか • 情報を処理したり、利用したりできないでぼうっとした顔つきをしている	
State 4	• 輝きのある目つきをした敏活な(alert)状態 • 吸啜物や視覚・聴覚刺激のような刺激源に注意を集中するようにみえる • 侵害性刺激は克服できるが、反応がいくらか遅れる • 運動の活動性は低く、どんよりした目つきをしていても容易に敏活になる	
State 5	• 目は開けている • 四肢を突き出すような運動と自発的驚愕運動を伴って、運動の活動性が高い • 外的刺激に対し反応的であるが、全般的に活動レベルが高く、驚愕運動や活動性の増強を伴うため個々の反応を弁別することが困難 • この状態で短くぐずって声を出す	
State 6	• 啼泣状態 • 刺激を受け付けないほどの強烈な啼泣によって特徴づけられる • 運動の活動性は高い	

（文献27より作成）

🐾 ポジショニング （具体的な手技は、p.110 〜 117 4章「❹ポジショニング」「❺体位変換」参照）

- ポジショニングとは「体位変換」「良肢位保持」として用いられる用語です。新生児の場合は、胎内での姿勢に近い屈曲・正中位を保つことを指します。
- 子宮内の胎児は、手足を曲げて丸くなり、頭、脊柱、足は子宮壁によって身体の中央部に収められます。このポジションが維持されることで手が顔に触れ、指しゃぶりをすることができ自己制御が可能になります。浮力と子宮壁がつくるスペースが筋骨格系の発達に影響し、子宮壁の圧の変化が筋トーヌスと屈曲の発達に影響します。NICUでの生活は、子宮壁に守られることがないばかりか、重力の影響を受けます[11]。

> **根拠**　早産児の抱える大きな問題は、呼吸、心拍数、体温調節、消化、排泄にかかわる自律神経機能と運動機能との統合です。ポジショニングの目的は、早産児の場合、安静保持、屈筋緊張を高める、感覚運動経験を促すことにあります。正期産児や長期臥床児の場合、リラクゼーション、関節の変形・拘縮の予防、姿勢運動発達を促すことにあります。

- 早産児は在胎週数に応じた筋緊張がみられます。早く生まれるほど低緊張の状態を呈し、四肢や体幹が非対称的で平たんな姿勢(カエル姿勢)を取りやすくなります。四肢・体幹の屈筋緊張の低さに加え、治療やケアの長期化でストレスによる頸部、四肢、体幹の伸筋緊張の強さが目立つようになります。反り返り姿勢をとると姿勢が安定せず、手を顔や口へ持っていくなどの自己鎮静行動がとりにくいため、落ち着きにくく、反り返りをさらに助長します。

🟦 看護のポイント

● 囲い込み（Nesting：鳥が巣の中に囲い込まれているような姿勢）や包み込み（Swaddling：赤ちゃんをぐるぐると巻いて包み込む姿勢）など、新生児が胎内での姿勢に近い屈曲・正中位を保てるように支援します。

🐾 痛みの緩和ケア（具体的なケアは、p.119 4章「❼ 痛みのケア」を参照）

● 痛み刺激は、心拍数や呼吸数の増加、血圧の上昇、酸素飽和度の低下、副腎からのストレスホルモンの分泌を増加させます。このような反応が成長・発達に必要なエネルギーを消費し、感染症の増加や回復遅延、入院の長期化や死亡率の増加につながります[28]。

● NICUでの診断と治療に伴う痛み刺激には、気管内吸引や採血、血糖測定や創部の処置など多くのものがあります。

● 新生児は、本来であれば自己調整が可能である刺激においても痛み刺激として認知している可能性があると考えられ、私たちが感じる痛み刺激以外の刺激にも配慮が必要となります[29]。

● アルス（Als）らの早産児に対する痛み刺激と脳の発達の研究において、NICUで早産児が経験するストレスや疼痛刺激は、脳の構造や発達、神経行動機能に影響を及ぼすことがわかっています[30]。

> **注意！** 治療やケアを受ける際の痛み刺激が児の成長・発達に多大な影響を及ぼすことは明らかです。早産児は、脳が最も成長する時期にNICUという特殊な環境で発達することになるため、その後に予期せぬ神経発達障害を引き起こすことが多くの文献で報告されています。

🟦 看護のポイント

● 新生児は痛みを言葉で表現できないため、他覚的に痛みを測定し、評価することが必要です（新生児の痛みの評価については、**p.120 表「新生児用ベッドサイド処置に伴う痛みの測定用ツール（ツールの特徴）」** を参照）。

痛みの緩和法

①環境調整		
②採血前の安静		
③非薬理的緩和法	・包み込み・facilitated tucking ・skin-to-skin contact・カンガルーケア	・おしゃぶりの吸啜 ・ショ糖の経口投与
④薬理的緩和法		

2章

新生児特有の症状・所見

（藤原 美由紀）

① 母体・胎児・出生時における情報の把握

新生児は、身体の変化や異常を言葉で表すことができません。したがって、そばにいる看護師にはすみやかに正確な状態を把握できる観察力が必要です。また、新生児は成長発達の途上にあるので、在胎週数や日齢によって起こりうる問題を考慮したアセスメントが必要になります。

新生児の生まれるまでの母体・胎児情報、出生時の情報を把握することで、問題点を早期に抽出することができます。情報を収集し、どのような症状が出現するかについて予測しておくことが必要です。

根拠　在胎週数と体格
出生時に在胎期間別出生時体格基準曲線に児の体重・身長・頭囲をプロットして、体格とそのプロポーションを把握することが重要です。SGA（small for gestational age；体重・身長が10パーセンタイル未満）児や胎内発育過剰児では、出生後低血糖のリスクがあるので血糖値のフォローが必要です。SGAは頭囲の発育が保たれるasymmetrical SGAと頭囲も小さいsymmetrical SGAに大きく分けることができます。Asymmetrical SGAは母体疾患や子宮胎盤系機能不全による胎内栄養不良によることが多く、symmetrical SGAは、児自身に問題がある場合があり、外表奇形や心疾患・頭蓋内病変・腎奇形などの検索、TORCHなどの先天感染の有無を検索します。　　　　　　　（Dr. 平田）

😺 情報収集のポイント

🐾 胎児期

- ☑ **超音波情報**：胎児の形態学的異常、新生児の週数や発育、well-beingの判定など
- ☑ **胎児心拍モニタリングの情報**：ノンストレステスト（non-stress test：NST）
- ☑ **羊水に関する情報**：肺の成熟度、染色体分析、羊水培養など
- ☑ **胎児臍帯血情報**
- ☑ **母体に使用された薬剤の情報**

注目！　蘇生時に情報を把握することの重要性
分娩の立ち合いに際しては、チームメンバーによるブリーフィング（事前打ち合わせ）が重要です[1]。在胎週数、推定体重、母体合併症、胎児合併症などから児の蘇生リスクを把握し、リスクに応じた蘇生物品を準備し、役割分担を決めておき、感染情報も共有します。胎児期の評価で先天性心疾患や外科疾患などが疑われ、生後早期からの介入が必要な場合は、事前に関係各科で入念に打ち合わせをして大まかな治療方針を決めています。　　　　　　　　　　　　（Dr. 平田）

😺 分娩経過や出生時

- ☑ **分娩時の胎児心拍モニタリングの情報**：遅発性一過性徐脈、高度の変動性一過性徐脈、胎児心拍基線の細変動の消失など
- ☑ **分娩様式に関する情報**：帝王切開または経腟分娩、頭位または骨盤位や横位、分娩時間
- ☑ **羊水に関する情報**：羊水量、羊水混濁の有無、悪臭の有無、血性羊水、羊水による肺成熟度の判定
- ☑ **出生時の新生児に関する情報**：アプガー（Apgar）スコアによる評価、蘇生術、酸素投与、薬物投与の有無

😺 母体合併症や妊娠分娩合併症の既往

- ☑ 糖尿病、甲状腺機能異常、全身性エリテマトーデス（SLE）、重症筋無力症、特発性血小板減少性紫斑病（ITP）、母体感染症など
- ☑ 切迫早産、羊水過多・羊水過少、破水、前置胎盤、常位胎盤早期剥離、妊娠高血圧症候群（PIH）、児頭骨盤不均衡、胎児ジストレスなど

② 体温・皮膚

至適な体温を維持するには熱産生と熱喪失のバランスが重要ですが、新生児は成人に比べて体重あたりの体表面積が大きく、外気との絶縁性に乏しいため、環境温度の影響を受けやすいのが特徴です。新生児の皮膚は、表皮の形成が未熟であり、表皮と真皮の結合部も弱いため、剝離しやすい状態です。栄養の評価とともに、皮膚損傷の予防と保護、そして傷つけないための愛護的なケアが必要です。

🐾 熱産生

- 新生児では、震えを伴わない、褐色脂肪組織といわれる部分で脂肪を分解して行う熱産生が中心です。
- 褐色脂肪組織は在胎26〜30週頃に分化してくると考えられており、肩甲骨周囲、頸部の血管周囲、腋窩部、縦隔、腎臓、副腎周囲に分布しています。

新生児の褐色脂肪組織の分布

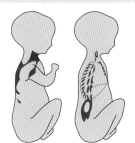

（文献2より引用）

🐾 熱喪失

- 熱の喪失は、体内から体表への熱の移動と、体表から体外への移動があります。
- 寒いときには末梢血管が収縮して深部体温を保とうとし、暑いときには末梢血管を拡張させて体表に熱を逃がそうとします。

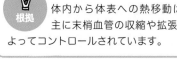

根拠 体内から体表への熱移動は、主に末梢血管の収縮や拡張によってコントロールされています。

これも覚えておこう！

体表から体外へ熱を逃がす経路
体表から体外へ熱を逃がす経路は、輻射、対流、伝導、蒸散の4つがあります。
- 輻射とは、皮膚から周囲の物に向かって熱が移行することです。
- 対流とは、熱をもつ皮膚表面が空気の流れによって熱を奪われることです。
- 伝導とは、体表面が直接接している物に向かって熱が移動することです。
- 蒸散とは、体表から水分が蒸発して奪われ、気化熱になる現象のことです。

熱の喪失経路

対流
伝導
蒸散
輻射
伝導
伝導
対流
伝導

（文献3より引用）

☙ 体温変動

- 体温を一定に保つために消費するエネルギー（酸素消費量）が少ない温度環境を中性温度環境といいますが、新生児はこの環境温度の適応範囲が狭いので、容易に体温の変動が起こります。
- 新生児医療において、保温は非常に重要です。

保温の重要性

仮死のない新生児の体温は、出生から入院を通じて中心体温36.5 〜 37.5℃で維持することが推奨されています[4]。カナダからの大規模な多施設共同研究で早産児のNICU入院時の体温と予後の検討を行い、入院時に推奨体温内であった児で死亡率や合併症のリスクが最も低く、体温が低すぎても高すぎてもリスクであったことが報告されています[5]。　　　　　（Dr. 平田）

体温変動の原因と症状

低体温 （直腸温で35.5℃以下）	・不適切な環境や不適切な出生後の処置などの外因性、あるいは敗血症、中枢神経異常、甲状腺機能低下症などの内因性で体温が低下します。 ・皮膚の冷感、活気不良、顔色不良、無呼吸発作、徐脈などの症状が出現することがあります。症状の有無を確認し、低体温による代謝性アシドーシスから引き起こされる肺血管抵抗の亢進（遷延性肺高血圧）を予防することが必要です。
高体温 （体温が37.5℃以上）	・光線療法や保育器温度の設定異常など環境温度の異常による外因性と、感染症、中枢性の発熱、脱水、甲状腺機能亢進症、輸血などの内因性によるものがあります。 ・顔面紅潮、多呼吸、頻脈、意識不良、痙攣などの症状が出現することがあります。

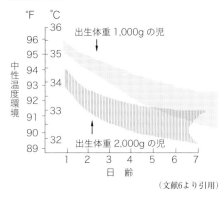

中性温度環境

（文献6より引用）

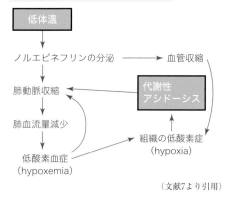

低体温に伴う代謝性アシドーシス

（文献7より引用）

☙ 皮膚の構造

1 表　皮

- 表皮の最も外側にあるのが角質層です。胎児期の子宮内では、羊水に浸かっているので外からの刺激はありません。
- 胎児期は、水分や熱の放出も全くない状態ですが、妊娠後期になると、出生に向けて、角質層の成熟が始まります。在胎20週頃から徐々に層を増し、40週頃には15層以上になります。

皮膚の構造

体毛
皮脂
角質層
表皮
基底層
線維芽細胞
毛細血管
（動脈・静脈）
皮脂腺
コラーゲン
エラスチン
基質
（ヒアルロン酸）
真皮
汗腺
血管
皮下脂肪
筋膜
筋肉

- 皮膚から脱落した角質層と脂の膜が混ざったものを胎脂といいます。胎脂は、在胎20週頃から増え、30週後半にピークに達し、その後は、肺で産生されるサーファクタントで洗い流されるため、それ以上は増えません。新生児の胎脂は皮膚から除去しないようにします。

> **根拠** 角質層が十分に機能しない週数では、胎脂が新生児の水分や熱を保持して、外界からの刺激に対して保護的に働くので、胎脂を皮膚からあえて除去しないようにすることが大切です。

2 真 皮

- 表皮の下にあるのが真皮です。真皮は膠原組織（コラーゲン）に富んでおり、皮膚の弾力を保っています。また、血管が縦横に張り巡らされており、血管のない表皮の栄養補給や温度調節を行っています。真皮には皮膚感覚に関与する受容体（神経端末）も分布しています。
- 表皮と真皮の接合部である表皮真皮接合部は、互いにかみ合うように接着して、ずれる力に対応できるような構造になっています。
- ただし、早産児の真皮表皮接合部は、週数が浅いほど直線的で隙間があるため、接合がまばらで剥がれやすく、ずれやすい構造になっています。さらに、早産児は真皮の弾性線維が少ないため、ずれる力についていけず、機械的な刺激で真皮が容易に剥がれてしまいます。

> **注意！** モニターの装着やテープを剥がす際には、真皮を傷つけないように十分な配慮が必要です。

3 皮下組織

皮下組織は真皮のさらに下にある組織です。大部分が脂肪細胞によって構成され、熱の喪失による体温低下を防ぎ、外界からの衝撃をクッションのように受け止めます。

🐾 皮膚の働き

①保護作用	皮膚は、休外からの刺激（機械的・物理的な外力、化学刺激物質、微生物、紫外線など）から体を守るとともに、胎内からの水分喪失を防ぎます。 ・早産児の皮膚は角質層が未成熟なため、機械的・物理的な外力、化学刺激物質などで容易に皮膚損傷を起こします。また、水分の保持能力も低いため、細胞外液喪失による脱水を引き起こしやすく、病原体の侵入で感染症を併発します。
②分泌作用	皮膚は、皮脂や汗を分泌します。皮脂腺から分泌される弱酸性の脂（皮脂）は皮膚の乾燥を防いだり、細菌の繁殖を防いだりする役割があります。 ・新生児は汗をかかないので、これらの機能を果たすことができません。そのため、水分や熱の保持、外からの刺激に対する保護に、胎脂が重要な役割を果たします。
③体温調節作用	皮膚は、暑いときには汗を出して体温の上昇を防ぎ、寒いときには立毛筋を収縮させて体温が奪われないようにします。 ・新生児は汗をかくことがないので、体温調節機能は未成熟です。
④貯蓄作用	皮膚は、皮下に脂肪を蓄える作用をもちます。 ・早産児であるほど皮下脂肪が少なく、脂肪を蓄える機能が低いです。
⑤排泄作用	体内の老廃物を汗腺から汗として体外に捨てる作用をもちます。
⑥知覚作用	触覚や痛覚、温覚・冷覚、かゆみなどの感覚をとらえる役割があります。

これも覚えておこう！

皮膚は人種による色の違いも考慮して観察する
人種の違いによって皮膚の色もそれぞれ違いがあります。白人は皮膚色が白いため、チアノーゼが強く感じられます。一方、黒人の皮膚はチアノーゼがわかりにくいため、手足の裏や口唇色など、皮膚の薄い部分で判断します。また、黄色人種は黄疸が強く出現しやすく、それぞれの特徴に合わせて観察する必要があります。

③ 呼吸器系

新生児の呼吸は出生直後から、胎盤を通したガス交換から肺でのガス交換へと劇的に変化します。

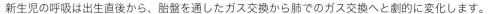

肺呼吸

● 陣痛が発来し、カテコラミンが分泌されると肺水の産生が減少し、肺胞壁への肺水の吸収が促進されます。さらに、肺を満たしている肺水は、分娩時の産道通過によって胸郭に高い圧がかかることにより口腔・鼻腔から排出され、残りはリンパ管や毛細血管を介して吸収されます。そして、呼吸筋による胸郭の拡張で外の空気を肺に吸い込むことで第一呼吸が始まります。肺での呼吸が始まると肺の血管が広がり、肺への血流が増加します。

● 新生児の呼吸数は1分間に約40〜50回で、鼻呼吸が主です。呼吸運動は、肋骨の走行が脊柱に対して直角であるため、横隔膜の収縮・弛緩による腹式呼吸が主です。

胎盤を通じたガス交換から肺呼吸への移行

肺水

肺胞

肺水の
分泌

ガス交換は臍帯・
胎盤を通じて行われる

肺胞は肺水で
満たされている

肺水

肺水の
分泌

正期産・陣痛

カテコラミンやステロイド
が分泌されて、肺水の産生
抑制・吸収促進が始まる

圧迫

産道通過

物理的に圧迫を受けて
肺水が排泄される

吸気圧により、肺液（肺水）
の吸収が促され速やかに空
気に置換される

空気

吸気圧

毛細血管　　　　リンパ系

啼泣・呼吸

（内山環. 新生児一過性多呼吸：肺液の吸収が遅れるとどうなるの？. ここからはじめる！新生児呼吸管理ビジュアルガイド. 長 和俊編.
Neonatal Care秋季増刊. 大阪. メディカ出版. 2016. 46. より転載）

🐾 子宮外適応レベルの評価（肺呼吸への移行）

1 肺の発達、肺サーファクタントの生成状態

● 肺サーファクタントは、Ⅱ型肺胞上皮細胞で在胎20週頃から産生が開始され、28週頃から肺胞への分泌が増加し、34週以降に十分な量が分泌されます。産生量が不十分な場合以外にも、サーファクタントが失活することにより、肺胞の虚脱が生じます。

> **根拠** 在胎34週以前では生成が不十分で、呼吸中枢や肺自体が未成熟なため、自発呼吸による換気は困難です。

これも覚えておこう！

サーファクタントと呼吸窮迫症候群（RDS）
呼吸窮迫症候群（RDS）は、肺サーファクタントの欠乏により肺胞の虚脱が生じて呼吸不全をきたす早産児特有の合併症です。人工肺サーファクタントの開発により、超早産児の救命率が劇的に改善しました。このすばらしい人工肺サーファクタントの開発とヒトへの臨床応用は、実は日本（藤原哲郎先生）から初めて報告されました。

（Dr. 平田）

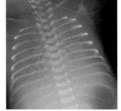
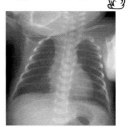

サーファクタント投与前　　サーファクタント投与後

2 肺水の吸収状態

● 肺の成長のためには肺水による肺の拡張の維持が必要です。陣痛発来のない帝王切開の場合はカテコラミンが分泌されないので、肺水の分泌抑制や吸収亢進が起こらず、肺水の吸収が遅れることがあります。

>
> **注意！** 妊娠期の破水で羊水が流出すると、肺水が流出し、肺の低形成を起こします。

3 呼吸運動の確立状態

● 胎児ジストレスがあると呼吸運動は抑制されます。さらに強い低酸素状態になると延髄からの刺激により喘ぐような呼吸が誘発され、羊水を肺胞内に吸引することがあります。
● 呼吸中枢（脳幹、大脳皮質）や受容体（化学受容体、肺受容体）による呼吸運動調整機能が未成熟な場合、呼吸が不規則になりやすく、呼吸停止を生じることがあります。

4 胸郭の状態

● 新生児の胸郭は、成人に比べて非常にやわらかく、呼吸筋の力が弱く、胸腔内圧を維持することが困難で、換気効率が低下しやすい状態です。

>
> **根拠** 新生児の胸郭は、強い陰圧をかけると内側に陥没するように変形するため、肺にうまく陰圧がかからず、呼吸量が増加しにくいです。

5 気道の状態

● 新生児の気道は、浮腫や分泌物により狭窄を起こしやすい状態です。

> **根拠** 新生児の気道は、狭く細いうえに、気道や気道を支える組織が脆弱なため、狭窄を起こしやすいです。

6 肺血管抵抗の状態

● 出生後、肺が拡張すると、動脈血酸素分圧が上昇し、二酸化炭素分圧が下降します。すると肺血管抵抗が低下し、肺血流の増加に伴って肺胞でのガス交換が改善します。
● 出生直後の肺血管は不安定で、低酸素状態やアシドーシスにより容易に肺血管抵抗が上昇し、胎児循環に戻ることがあります。

🐾 呼吸障害の症状

1 多呼吸

- 1分間の呼吸数が60回以上であるものを多呼吸といいます。
- 一回換気量の減少により、換気量を補うために呼吸数を増やして代償しようとします。

2 呻吟

- 呼気時に狭まった声帯から漏れるうなり音を呻吟といいます。
- 呻吟は、呼気時に声帯を閉じて陽圧をかけ、肺胞の虚脱を防ごうとするために生じます。

呼気時の肺

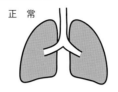

正常　　　　　呻吟

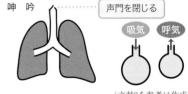

声門を閉じる

吸気　呼気

（文献8を参考に作成）

3 鼻翼呼吸

- 鼻翼呼吸では、吸気時に鼻翼を膨らませ、鼻孔を広げるように呼吸をします。
- 鼻腔は口腔に比べて狭く、気道抵抗が高いため、鼻腔を少しでも広げて気道抵抗を下げようとするために鼻翼呼吸は起こります。

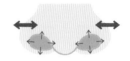

4 シーソー呼吸

- 呼吸時に胸郭の拡張と腹部の膨隆の動きが逆になる状態をシーソー呼吸といいます。
- 吸気時に胸郭が下がって腹部が突出し、呼気時は逆に腹部が下がり胸部が上がったように見えます。

吸　気　　　　　呼　気

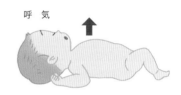

5 陥没呼吸

- 陥没呼吸では、吸気時に肋骨弓下・肋間・胸骨上窩・剣状突起の陥没が観察されます。
- 膨らみ（コンプライアンス）の悪い肺では、横隔膜がつくる強い胸腔内圧に負け胸郭が凹みます。

陥没呼吸が見られる主な部位

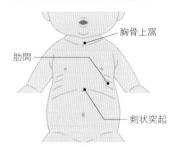

胸骨上窩

肋間

剣状突起

 注目！

鼻翼呼吸→多呼吸→陥没呼吸→呻吟の順に重症度が高くなります。

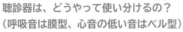 よくあるギモン

聴診器は、どうやって使い分けるの？
（呼吸音は膜型、心音の低い音はベル型）
- 膜　型：膜全体が皮膚につかなくても、一部さえ密着していれば音を聞き取ることができる。心音の一部（Ⅲ音、Ⅳ音の低い心音）がカットされやすい。
- ベル型：隙間なく皮膚に当てる必要がある。低い音はベル型でないと聞き取れない。

膜型　　　ベル型

リム

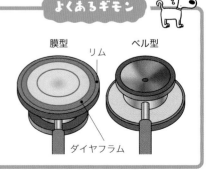

ダイヤフラム

6 喘 鳴

- 喘鳴とは、気道の狭窄部位を気流が通過する際に生じる異常呼吸音のことです。

無呼吸の要因となる喘鳴

吸気性喘鳴	上気道の狭窄(舌根沈下、喉頭軟化症など)
呼気性喘鳴	下気道の狭窄(気管軟化症、血管輪など)
往復性喘鳴(吸気・呼気ともにある)	上気道と下気道の中間部位の狭窄(声門下狭窄、声帯麻痺など)

吸気性喘鳴と呼気性喘鳴

吸気時は胸郭が広がり陰圧となるので、下気道は広がり吸気が入り込む、そうすると上気道は吸気に引っ張り込まれるのでつぶれやすくなる。これが上気道病変で吸気性喘鳴が出やすい理由である。呼気時はこの逆が起こっていて、下気道で呼気性喘鳴が生じやすい。

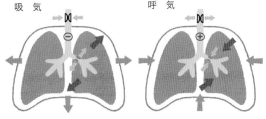

（文献9より引用）

7 無呼吸

- 20秒以上の呼吸停止、または20秒未満であっても心拍数100回/分以下の徐脈またはチアノーゼのある呼吸停止を無呼吸といいます。

 注目！ 周期性呼吸

毎分の呼吸数は正常で、心拍数や酸素飽和度の変動もない(あっても軽度)、5〜10秒以内の呼吸停止を伴う呼吸を周期性呼吸といいます。

無呼吸の要因

原発性無呼吸	呼吸調整機能の未成熟(修正週数33週頃から頻度は減少)
続発性無呼吸	未熟性以外(「続発性無呼吸の観察のポイント」参照)

無呼吸発作の種類

中枢性	呼吸中枢が未熟なために起こる。
閉塞性	やわらかい気道が閉塞するために起こる。
混合性	中枢性と閉塞性の混合(感染症、貧血、代謝異常、中枢神経障害など)

🐾 続発性無呼吸の観察のポイント

- ☑ 感染症(敗血症、肺炎、髄膜炎など)
- ☑ 中枢神経系(頭蓋内出血、痙攣など)
- ☑ 循環系(動脈管開存症、ショックなど)
- ☑ 代謝性(低血糖、高アンモニア血症、高・低ナトリウム血症、低カルシウム血症、低カリウム血症)
- ☑ 上気道閉塞(気道の圧迫、気管内分泌物の貯留、後鼻腔閉鎖など)
- ☑ その他(高体温、低体温、貧血、脱水、胃食道逆流現象、不顕性誤嚥、腹部膨満、母体への投与薬剤による離脱症候群、先天奇形、哺乳中の協調運動が未確立な場合、ストレス反応など)
- ☑ 呼吸抑制のある薬物の副作用

 これも覚えておこう！

呼吸の触診

(手の関節部で振動を確認する：触覚振盪音)

関節部は手の中でも比較的表面から骨までが近いので、この部分をあてがうことで振動を自分の骨に響かせて感じ取ることができます。

- **触覚振盪音↑**：肺が水っぽい、硬くなっている。
- **触覚振盪音↓**：肺胞の構造が壊れ空気が満ちて振動が伝わりにくくなっている。気管支が閉塞し振動が伝わりにくくなっている。

 これも覚えておこう！

NICUで遭遇する呼吸疾患

未熟性に関連する呼吸窮迫症候群、肺水の吸収遅延が関連する新生児一過性多呼吸、正期産児で仮死の場合に胎便を吸引する胎便吸引症候群、早産児で長期の酸素依存を呈する新生児慢性肺疾患/気管支肺異形成、気胸、肺炎、などさまざまな呼吸疾患があり、同じ病名でもさまざまな重症度があります。呼吸症状の鑑別診断として、先天性心疾患、先天性神経筋疾患、先天性代謝異常、感染症(敗血症など)なども重要です。 （Dr. 平田）

④ 循環器系

出生後、胎盤循環が閉ざされて肺への血流が急激に増え、動静脈管、臍帯動静脈および卵円孔はその役目を終えて閉鎖し、新生児循環に切り替わります。生後早期に循環不全がみられたときには、この新生児循環への適応がうまくいっていないのか、あるいは先天的な心疾患があるのかの鑑別が必要です。

🐾 胎児の循環

- 胎児の循環では、静脈管、動脈管、卵円孔という3つの短絡が存在し、左心系と右心系に交通があります。
- 臍帯動脈には静脈血、臍帯静脈には動脈血が流れ、動脈管の存在により右心室は左心室と同様の機能をもって体循環に関与しています。
- 胎盤から下大静脈へ流入してきた酸素飽和度の高い血液が、右心房→卵円孔→左心房→左心室→上行大動脈を経由して頭部に流れることで、優先的に酸素飽和度の高い血液が脳に送り込まれます。
- 上行大動脈から還流してきた酸素飽和度の低い血液は、右心房→右心室→肺動脈→動脈管→下行大動脈を経由して下肢に流れるとともに胎盤に戻って酸素飽和度の高い血液を得るしくみが備わっています。

胎児の循環

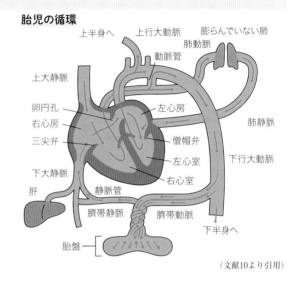

（文献10より引用）

🐾 新生児の循環

- 胎児のガス交換は肺では行われないので、胎児期は肺血管床の発育が不良で、胎内の低酸素状態により末梢肺動脈が収縮し、肺血管抵抗は高く、肺への血流が阻止されています。満期に近づくにつれ、肺血管床が発育し、肺血管抵抗が下がり始めます。
- 出生後、胎盤からの血液が遮断されると、肺呼吸が開始されます。これに伴って血中の酸素分圧が上昇すると肺動脈の収縮は解除され、肺血管抵抗が低下し、肺への血流が増加して肺動脈圧は下がります。

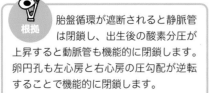

胎盤循環が遮断されると静脈管は閉鎖し、出生後の酸素分圧が上昇すると動脈管も機能的に閉鎖します。卵円孔も左心房と右心房の圧勾配が逆転することで機能的に閉鎖します。

新生児の循環

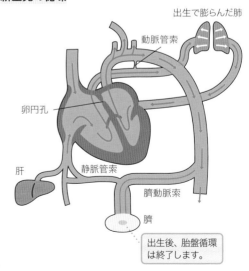

出生後、胎盤循環は終了します。

（文献10より引用）

子宮外適応レベルの評価（胎児循環から新生児循環への移行）

動脈管の開存

● 出生後、動脈血酸素分圧が上昇することによって動脈管は閉鎖します。

● 出生体重および出生身長が10パーセンタイル未満の児（small for gestational age：SGA）は、先天的に中膜弾性線維および筋線維の構造が粗な配列のため、動脈管が閉鎖しにくい場合があります。

根拠　動脈管はなぜ閉鎖する？

胎内循環に動脈管は不可欠ですが、出生後は不要（むしろ有害）であり自然閉鎖します。閉鎖の主な機序は、動脈管の維持に重要なプロスタグランジンEの血中濃度が低下すること（胎盤からの供給が途絶え、肺での代謝が進むことが原因）、肺呼吸が確立することで血中の酸素分圧が上昇すること（酸素には動脈管平滑筋に対して収縮作用があるため）です。早産児は、動脈管の構造が未熟であり、呼吸障害があるとプロスタグランジンEの代謝が遅延し、低酸素血症もきたしうるため、動脈管が閉鎖しにくいことがあります。　　（Dr. 平田）

新生児遷延性肺高血圧症（PPHN）

● 胎児期における肺高血圧が、出生後も持続する状態をいい、右心系から左心系へ酸素の乏しい血液が流れ込む（右左短絡）ことがあります。

先天性心疾患との鑑別

● 出生前に先天性心疾患が診断されることが増えてきましたが、出生後に発見されることもあるので、新生児のチアノーゼ、心雑音、呼吸障害、哺乳不良、ショックなどの有無について観察することが重要です。

新生児の心拍数

● 新生児の心拍数は1分間に約120 ～ 140回で、血圧は収縮期が約60mmHg、拡張期が約40mmHgで、生後、徐々に上昇していきます。

注目！　心拍数依存性

心筋は未熟であり、コンプライアンスが低いうえに収縮力が弱く、カテコラミン含有量やカテコラミンに対する反応性が低いために、心駆出量を増加させる能力に限界があります。したがって、心拍数の変化によって心拍出量を維持しようとします。

これも覚えておこう！

肺血管抵抗が高いときは右手にSpO₂モニターを装着する
出生直後は肺血管抵抗が高いため、動脈管を介して肺動脈の静脈血が大動脈へと流入します。その結果、動脈管以後（post ductal）の体循環、つまり両下肢の動脈血酸素飽和度は低下します。一方で、動脈管より前（pre ductal）の体循環、つまり右手に流れる血液は左心室から拍出された血液のため、「右手のSpO₂値」は肺で酸素化された動脈血酸素飽和度を反映するので、肺での酸素化や心肺蘇生の効果を評価することができます。

🐾 循環障害の症状

① チアノーゼ

チアノーゼの種類

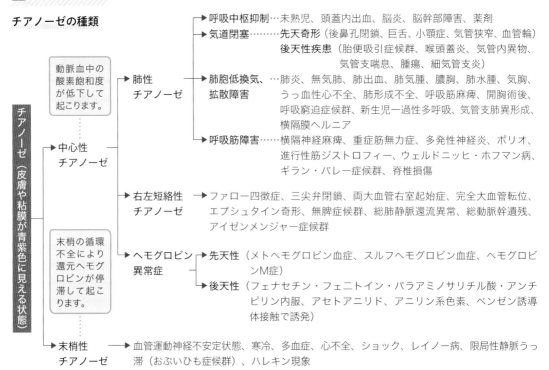

チアノーゼ（皮膚や粘膜が青紫色に見える状態）

中心性チアノーゼ
動脈血中の酸素飽和度が低下して起こります。

- **肺性チアノーゼ**
  - → 呼吸中枢抑制…未熟児、頭蓋内出血、脳炎、脳幹部障害、薬剤
  - → 気道閉塞………**先天奇形**（後鼻孔閉鎖、巨舌、小顎症、気管狭窄、血管輪）
    後天性疾患（胎便吸引症候群、喉頭蓋炎、気管内異物、気管支喘息、腫瘍、細気管支炎）
  - → 肺胞低換気、…肺炎、無気肺、肺出血、肺気腫、膿胸、肺水腫、気胸、うっ血性心不全、肺形成不全、呼吸筋麻痺、開胸術後、呼吸窮迫症候群、新生児一過性多呼吸、気管支肺異形成、横隔膜ヘルニア
  - → 呼吸筋障害……横隔神経麻痺、重症筋無力症、多発性神経炎、ポリオ、進行性筋ジストロフィー、ウェルドニッヒ・ホフマン病、ギラン・バレー症候群、脊椎損傷

- **右左短絡性チアノーゼ** → ファロー四徴症、三尖弁閉鎖、両大血管右室起始症、完全大血管転位、エプシュタイン奇形、無脾症候群、総肺静脈還流異常、総動脈幹遺残、アイゼンメンジャー症候群

末梢性チアノーゼ
末梢の循環不全により還元ヘモグロビンが停滞して起こります。

- **ヘモグロビン異常症**
  - → 先天性（メトヘモグロビン血症、スルフヘモグロビン血症、ヘモグロビンM症）
  - → 後天性（フェナセチン・フェニトイン・パラアミノサリチル酸・アンチピリン内服、アセトアニリド、アニリン系色素、ベンゼン誘導体接触で誘発）

- **末梢性チアノーゼ** → 血管運動神経不安定状態、寒冷、多血症、心不全、ショック、レイノー病、限局性静脈うっ滞（おぶいひも症候群）、ハレキン現象

（文献11より引用改変）

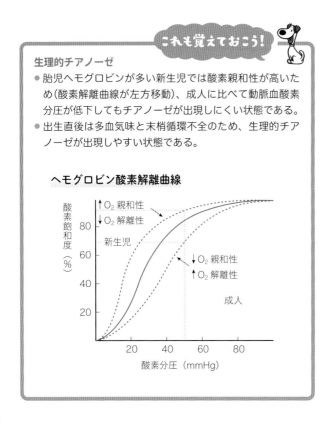

これも覚えておこう！

生理的チアノーゼ
- 胎児ヘモグロビンが多い新生児では酸素親和性が高いため（酸素解離曲線が左方移動）、成人に比べて動脈血酸素分圧が低下してもチアノーゼが出現しにくい状態である。
- 出生直後は多血気味と末梢循環不全のため、生理的チアノーゼが出現しやすい状態である。

ヘモグロビン酸素解離曲線

注意！ **先天性心疾患への酸素投与の注意**

肺動脈閉鎖など肺への血流に動脈管が必要な疾患や、大動脈縮窄・離断など全身への血流に動脈管が必要な疾患の場合、手術までの期間、プロスタグランジンE製剤の持続静注で動脈管の開存を維持する必要があります。この場合、酸素投与は動脈管の閉鎖を促進させるため、原則行いません。また肺動脈狭窄を伴わない両大血管右室起始など肺血流が増加するタイプの先天性心疾患も、酸素を投与することで肺血流が増大し、心不全を助長するので酸素投与は原則行いません。　　　（Dr. 平田）

2 四肢冷感

● 体幹に比べて四肢が冷たい状態を四肢冷感といいます。

> **注意！** 心臓から駆出された血液は各臓器へ必要に応じて分配されていきますが、異常が生じた場合、脳や心臓など重要な臓器に血液を送り込み、皮膚や腸管など生命に直接関与していない臓器への血流量が減少するダイビング反射(diving reflex)が起こります。

3 心雑音

● 心室を通過する正常血流が障害され、渦が発生することで生じるさまざまな可聴振動音を心雑音といいます。正常新生児でも約30%の頻度で聞かれます。

心雑音

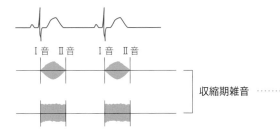

I音とII音との間に聞こえる心雑音ですが、心拍数の速い新生児ではI音とII音との判別は困難です。心周期の途中で途切れる心雑音がはっきり聞こえる場合には、ほとんどが収縮期雑音と考えられます。

収縮期から拡張期に連続する雑音です。II音の前後で途切れないのが特徴です。動脈管開存が代表的な疾患ですが、収縮期のほうが拡張期より強く聞こえます。石臼を回すような感じで聞こえます。

新生児で拡張期雑音だけが単独で聞こえることはほとんどありません。雑音の由来にもよりますが、低い小さい音であることが多く、聴取は困難です。

（文献12より引用改変）

心雑音の強さ（Levineの分類）

I度	微弱な雑音で、注意深い聴診でのみ聴取できるもの
II度	聴診器を当てるとすぐに聴取できるが、弱い雑音
III度	振戦を伴わない中等度の雑音で、明瞭に聴取できる雑音
IV度	振戦を伴う高度の雑音で、III度とは異なり耳に近く聞こえる雑音
V度	聴診器を胸壁から離すと聞こえないが、聴診器で聴く最も強い雑音
VI度	聴診器を胸壁から離しても聴取できる雑音

🐾 **観察のポイント**

☑ 心雑音の聴取部位は、肺動脈弁口部(第2肋間胸骨左縁)、大動脈弁口部(第2肋間胸骨右縁)、第3肋間および第4肋間胸骨左縁、心尖部である。

☑ 心雑音の出現時期、時相(収縮期、拡張期、連続性)、性状(低調性、高調性)、強度(Levineの分類)、最強点はどこかを確認する。

⑤ 消化器系

出血や低酸素状態などにより循環不全に陥ると、心臓から駆出された血液は脳や心臓などの臓器により多く流れ、消化管や皮膚などの臓器への血流は減少します（ダイビング反射）。一方、絶食が続くと、腸管の萎縮、正常な腸内細菌の増殖抑制、細菌の腸管外への病的移行やサイトカインの放出が起こり、多臓器不全をきたすことがあります。そのため早期に循環動態の安定化をはかり、腹部状態の観察を行いながら、早期授乳を開始する必要があります。

🐾 胃の機能

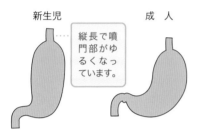

新生児　　　　成人

縦長で噴門部がゆるくなっています。

- 新生児の胃の形は縦型で、噴門の括約筋はゆるく、排気をしやすい構造になっています。ミルクとともに飲み込んだ多量の空気をゲップとして出しやすい反面、飲み込んだミルクも吐きやすくなります。
- 新生児の胃を固定している靭帯はゆるいため、胃の軸捻転が起こりやすい特徴があります。

これも覚えておこう！

腸管拡張による腹部膨満
- 新生児は腸管の筋層が薄く腸蠕動運動も不規則なため、容易に腸管拡張を起こして腹部膨満になります。
- ダイビング反射（p.37「四肢冷感」参照）により、腸管への血流量が減少すると腸管の動きが低下し、腸管拡張や腹部膨満を起こしやすくなります。

🐾 嚥下機能

- 嚥下機能は、在胎12〜13週から羊水の嚥下運動、在胎20〜24週から吸啜運動が見られます。
- ミルクを飲み込むには、吸啜・嚥下・呼吸の協調運動が必要で、在胎32週頃から吸啜・嚥下パターン、在胎34〜35週に1：1の吸啜・呼吸パターン、在胎34〜40週に吸啜・嚥下・呼吸パターンが確立し、哺乳が可能になります。

注目！

新生児では成人より咽頭の位置が高く、鼻腔のすぐ後ろにあるという構造上の特徴があるため、鼻で呼吸をしながらミルクを飲むことができます。

のどの構造

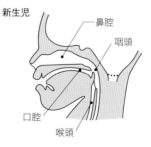

新生児

鼻腔
咽頭
口腔
喉頭

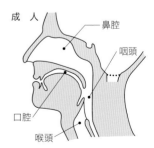

成人

鼻腔
咽頭
口腔
喉頭

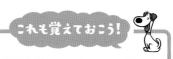

これも覚えておこう!

新生児の必要栄養量
- 新生児は、急速な発育に応じるための栄養が必要なので代謝率が高いです。また、肝臓や皮下への栄養貯蔵が少ないことや、栄養代謝に対する酵素の働きが未熟なことから必要栄養量は高く、約120kcal/kg/日です。

消化器症状

1 嘔吐

- 胃の内容物が噴門から食道を経て口腔外に排出される反射運動を嘔吐といいます。生理的なものか病的なものかを判断する必要があります。
- 病的嘔吐では消化器系疾患か非消化器系疾患かの鑑別が必要です。
- 上部の消化管閉鎖ほど発症時期が早く、羊水過多を認めます。
- 非消化器系疾患としては中枢神経系疾患、重症感染症、先天性代謝異常などがあります。

注目!

消化器系疾患は発症時期と腹部X線撮影でおおよその診断が可能です。

🐾 病的嘔吐の観察のポイント

- ☑ 嘔吐回数が1日5～6回以上と多く、持続的で嘔吐量も多い。
- ☑ 吐物が泡沫様または血性、胆汁が混じっている。
- ☑ 腹部膨満や排便異常などほかの消化器症状がある。
- ☑ 体重減少や脱水が著明である。
- ☑ 呼吸障害やチアノーゼなどが見られ、全身状態が不良である。

吐物による鑑別診断

羊水様	初期嘔吐
泡沫様	食道閉鎖
淡黄色	突発性嘔吐
乳汁様	胃・食道逆流現象、肥厚性幽門狭窄症、授乳過誤
緑 色	十二指腸閉鎖・狭窄、空腸閉鎖、腸回転異常、ヒルシュスプルング病
便 汁	下部腸管閉鎖・狭窄
血 性	新生児メレナ(真性・仮性)、腸重積、腸回転異常

2 腹部膨満

- 腸管内のガス貯留や腹腔内の液体の貯留により腹部が膨れることを腹部膨満といいます。
- 病的な腹部膨満では、腹部全体に張り、光沢、腸管の蛇行などが見られます。

腹部膨満をきたす疾患の鑑別

	腸管内ガス	腸管外ガス	実質臓器	液 体
出生時より存在			TORCH症候群(トキソプラズマ、その他のウイルス、風疹ウイルス、サイトメガロウイルス、単純ヘルペスウイルス)による肝脾腫、水腎、多嚢胞腎などの腎奇形	胎児水腫 胎便性腹膜炎
生後徐々に進行	・消化器外科疾患 　消化管閉鎖、メコニウム関連イレウス、ヒルシュスプルング病、腸回転異常 ・麻痺性イレウス 　敗血症、仮死、壊死性腸炎、高マグネシウム血症、甲状腺機能低下、副腎不全など	胃破裂 消化管穿孔	肝皮膜下出血 副腎出血	

③ 便の色・性状

● 血便(タール便、粘血便)がある場合は、母体血の嚥下、ビタミンK欠乏などによる出血傾向、腸間膜血栓、胃潰瘍・急性胃粘膜病変、細菌性腸炎・壊死性腸炎、腸回転異常の有無を確認する必要があります。

● 白色便の場合は、胆汁の排泄がない、あるいは少ない疾患(胆道閉鎖、新生児肝炎、胆石)やロタウイルス感染症で見られます。

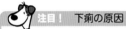

注目！　下痢の原因

下痢の原因として、腸内感染、壊死性腸炎、ミルクアレルギーなどがありますが、母乳や光線療法などによっても下痢を起こすことがあります。

注意！　壊死性腸炎

壊死性腸炎は、腸管の未熟性と低酸素やストレスに伴う腸管虚血を背景に、人工乳の負荷や感染を契機に腸管壊死をきたす消化器疾患です。日本の極低出生体重児における発症率は1.6%[13]で諸外国と比べて低いものの、発症すると死亡率の高い重篤な疾患です。超早産児では特に、消化器症状に注意しながら慎重に母乳栄養で経腸栄養を進め、胃残乳の増加や腹部膨満などの臨床症状出現時は、速やかな対応が必要です。　　(Dr. 平田)

☙ 黄 疸

▬ ビリルビン代謝

● 老化した赤血球が網内系に取り込まれてビリベルジンに分解され、さらにビリルビン(非抱合型、間接型)が生成されます。

● 血中へ移行したビリルビンは、ほとんどがアルブミンと結合し、ごく一部は解離(アンバウンドビリルビン)しています。その後、肝臓に取り込まれ、グルクロン酸抱合(抱合型、直接型)を受けた後、胆道から排泄されます。

● 腸管で再び抱合型から非抱合型に変わり、腸管から再吸収されて血中に戻ります(腸肝循環)。

ビリルビン代謝

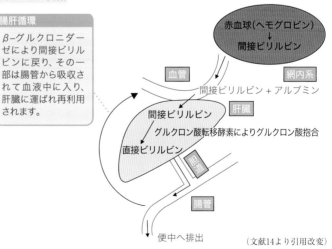

腸肝循環

β-グルクロニダーゼにより間接ビリルビンに戻り、その一部は腸管から吸収されて血液中に入り、肝臓に運ばれ再利用されます。

(文献14より引用改変)

生理的黄疸と病的な黄疸

- 出生時は多血であり、胎児ヘモグロビンをもつ赤血球の寿命が成人型に比べて短く(90日)、腸肝循環が盛んなため、生理的黄疸を示しやすい状態にあります。
- 生理的黄疸は生後2〜3日で肉眼的に認められ、生後4〜6日でピークを迎え、通常生後7〜10日で自然消失します。
- 母乳栄養の場合にも、黄疸が遷延することがあります。

病的な黄疸の原因として、①ビリルビンの産生過剰、②腸肝循環の亢進、③ビリルビン排泄障害が考えられます。

新生児ビリルビン値の推移

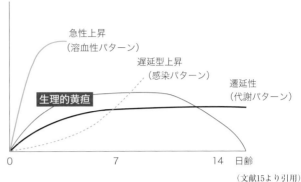

(文献15より引用)

⑥ 中枢神経系

中枢神経系の発達は、脊髄、脳幹、間脳、大脳の順で進行します。在胎22週では脳の基本的な構造は成人と変わらず、妊娠後期に脊髄、脳幹の髄鞘形成が行われます。出生時の週数は新生児の質的予後を左右する要因であり、発達障害の予防と迅速な初期対応が重要になります。

🐾 新生児で起こりやすい症状

- 早産児は脳室周囲白質の虚血や脳室内出血が起こりやすい状態にあります。
- 成熟児でも常位胎盤早期剥離や臍帯脱出、胎児奇形や先天性神経筋疾患などによる胎児機能不全から高度の低酸素と虚血状態となり、全臓器の機能障害をきたすことがあります。

根拠 脳内の血管構築および血流自動調節機能が未成熟なため、体血圧の変動により脳血流が直接影響を受けやすいためです。

🐾 中枢神経症状

① 痙攣

- 一連の筋群の不随意的運動を痙攣といいます。
- 新生児期の痙攣は基礎疾患が原因であることが多く、発症時期や周産期情報などにより、ある程度基礎疾患を確定することができます。

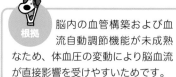 注目！

微細発作は見逃される可能性があるので、注意深く観察することが必要です。

新生児痙攣の発作型の分類と臨床症状

微細発作	眼球の異常：水平性の眼球偏位、眼振、開眼、一点凝視
	口・頬・舌の異常運動：咀嚼様、吸啜様の唇の動き
	四肢の運動異常：犬かき様運動、自転車こぎ様運動
	無呼吸発作：眼球異常を伴うことが多い。
間代性発作	多焦点性間代性発作：ほかの部位に不規則に移行
	焦点性間代性発作：一側の上下肢、顔面などに限局
強直性発作	焦点性強直性発作：片側の上肢、または下肢の持続性の伸展
	全身性強直性発作：四肢の強直性伸展位、上肢屈曲位、下肢伸展位
ミオクローヌス発作	焦点性ミオクローヌス発作：上肢の屈曲発作
	多焦点性ミオクローヌス発作：体の数箇所で非同期性筋の痙攣
	全身性ミオクローヌス発作：両側上肢の屈曲発作、ときには下肢の発作も伴う。

🐾 **痙攣時の観察のポイント**

- ☑ 発作の初発部位と症状（四肢・眼球運動異常の有無）、**持続時間、意識状態**（活気の有無）
- ☑ 胸郭運動（呼吸の有無）、多呼吸、SpO_2の低下
- ☑ **頻脈・徐脈**の有無、皮膚色の観察（チアノーゼ・大理石模様の有無）

② 易刺激性

- わずかな物音や刺激でモロー反射を著明に認めたり、手足を容易に震わせたりすることを易刺激性といいます。四肢を硬直させたり、後弓反張、痙攣に至ったりすることがあります。触れると止まります。

新生児痙攣の原因

原 因		発症時期	特 徴
新生児仮死		生後24時間以内	胎児機能不全に起因するものが多い。
代謝異常	低血糖	生後24時間以内	light-for-date infant (不当軽量児)、糖尿病母体児、低血糖のリスクのある新生児に多い。
	低カルシウム血症	生後72時間以内	早産児や仮死に多い。
頭蓋内出血	硬膜下出血	生後48時間以内	分娩外傷、正期産児に多い。
	クモ膜下出血	生後24時間以内	分娩外傷や仮死、正期産児に多い。
	脳室内出血	生後72時間以内	早産児に多く、脳室上衣下層から出血
中枢神経系	細菌感染症	不定期	B群溶連菌、大腸菌など産道感染症が多い。
	非細菌感染症	不定期	TORCH症候群、生後のウイルス感染
脳梗塞		生後48時間以内	正期産児に多い、ほとんど全例で痙攣
良性家族性新生児痙攣		生後72時間以内	家族歴

3 筋緊張異常

- 筋が伸展されるときに生じる抵抗力を筋緊張といいます。
- 筋緊張が低下している状態を低緊張、亢進した状態を過緊張といいます。

注目！ 筋緊張の評価

関節の可動域、関節の伸展性、筋のやわらかさの3要素が重要です。

よくあるギモン

眼球振盪と落陽現象は、どう違うの？

眼球振盪

- 眼球を水平にゆっくり左右に動かす。
- 筋緊張を伴わない。
- 安静時に出現する。
- 眼球を一方向に偏位させる。
- 眼球が微細に振盪する。
- 一過性であったり、長期にわたって繰り返したりする。

落陽現象

- 安静時、一過性に眼球を上から下に回転しているようにゆっくり動かす。
- 長時間持続することは少ない。
- 断続的に長時間にわたり繰り返すことがある。
- 眼球だけに下方向回転が認められる。

神経筋の成熟度（ニューバラードスコア）

	−1点	0点	1点	2点	3点	4点	5点
姿 勢							
手の前屈角	>90°	90°	60°	40°	30°	0°	
腕の戻り		180°	140〜180°	110〜140°	90〜110°	<90°	
膝窩角	180°	160°	140°	120°	100°	90°	<90°
踵→耳							
スカーフ徴候							

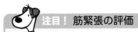

（文献16より引用）

これも覚えておこう！

低体温療法

分娩時の低酸素・虚血による中枢神経系の損傷を新生児低酸素性虚血性脳症といい、死亡・脳性麻痺・神経発達障害などと関連します。低体温療法は現在、新生児低酸素性虚血性脳症に対する有効性が示されている唯一の治療法です。低体温療法中は、児の体温を34℃まで冷やして72時間管理するので、こまめに体位変換して冷却機器と接触している皮膚の褥瘡を予防することが大切です。また心機能異常、易感染性、凝固異常などの副作用もあり、注意深い観察が必要です。それでも低体温療法の効果は限定的であり、新しい治療の開発が望まれています。　　　　（Dr. 平田）

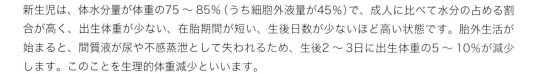

7 水分・電解質

新生児は、体水分量が体重の75〜85％（うち細胞外液量が45％）で、成人に比べて水分の占める割合が高く、出生体重が少ない、在胎期間が短い、生後日数が少ないほど高い状態です。胎外生活が始まると、間質液が尿や不感蒸泄として失われるため、生後2〜3日に出生体重の5〜10％が減少します。このことを生理的体重減少といいます。

🐾 腎臓の働き

- 腎臓では、胎児期には血液が少なく、出生後に腎血流が急速に増加します。
- 糸球体ろ過率は生後1〜2週で急激に増加し、尿細管機能も急速に成熟します。
- 尿量は通常1.5〜3.0mL/kg/時あり、95％以上の新生児で出生後24時間以内に、ほぼ全例で48時間以内に排尿が認められます。

注意！ 早産児はろ過能や再吸収能が低く、ナトリウムやリンなどが尿中に失われ、電解質異常や代謝性アシドーシスを起こしやすい状態にあります。

🐾 尿量の異常

1 乏 尿

- 尿量が1.0mL/kg/時以下の状態を乏尿といいます。

注目！ 低血圧、脱水、体重減少がある場合は循環血液量が減少しており、浮腫を伴った体重増加がある場合は、心不全などによる腎血流量の減少が考えられます。

乏尿の原因

急性腎不全	腎前性	・循環血液量の減少（出血、脱水、ショック） ・腎血流量の減少（低酸素血症、心不全、動脈管開存症）
	腎 性	・腎前性腎不全の持続 ・薬剤（インドメタシンなど） ・先天性腎奇形（嚢胞腎、低形成など）
	腎後性	・先天性腎奇形（嚢胞腎、低形成など） ・閉塞性尿路奇形 ・尿路圧迫
抗利尿ホルモン分泌不適切症候群（SIADH）		

2 多 尿

- 生後24時間の乏尿期の後、72時間ほど多尿傾向が見られます。

注意！ その後、適切な水分摂取量に対して多尿が続き、進行する体重減少や脱水を伴う場合は尿崩症などを考えます。

3 浮 腫

- 組織の間質に余分な水分が貯留した状態を浮腫といいます。

注目！ 生後24時間は分娩時のストレスによる抗利尿ホルモン（ADH）の作用や、腎機能の適応に時間を要し尿量が少ないことから、浮腫を認めることがあります。

⑧ 免 疫

自然免疫(生まれつき備わっている免疫機能)が発達し始めるのは1歳半ごろと言われており、獲得免疫(感染症などにかかった場合、病原体の情報を記憶することで抗体を作り、再度同じ病原体での感染時に、迅速に攻撃できる免疫機能)も感染した回数が圧倒的に少ないため、新生児は自然免疫、獲得免疫ともに未熟な状態です。

母体からの受動免疫と母乳からの免疫

母体からの受動免疫

- 新生児は、胎盤を介して母体からIgG分画の免疫グロブリンを受けます。
- IgGは血液中に最も多く存在しており、白血球の活動をサポートし、ウイルスや細菌などを無毒化することで、多様なウイルスや細菌と戦います。
- 正期産児でもIgG受動免疫は、生後6カ月頃までにほぼ消失します。

注目！
IgGは妊娠7カ月頃から急速に母体から胎児に移行するため、早産児はIgGが十分に移行していない間に出生するため、感染症に侵されやすい状態です。

母乳からの免疫

- 分娩後0～3日の初乳に含まれるたんぱく質の中には、ウイルスや細菌などの侵入を防ぐIgAが、成乳の3倍含まれています。
- 母乳から供給される免疫は、生後4カ月～半年頃にはほとんど消失します。

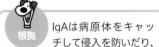
根拠　IgAは病原体をキャッチして侵入を防いだり、別の免疫細胞が排除しやすいような形に病原体を変形させたりすることができます。

免疫能に影響を及ぼす新生児特有の因子

①早産児	・免疫能の未熟性 ・経胎盤的受動免疫(IgG)の低値では、とくに在胎32週頃を境として有意な差がある。
②胎児発育不全	・低栄養による受動免疫能の低下、経胎盤的受動免疫の低下
③性差(男児がより免疫能が低い)	・X染色体上に免疫に関する遺伝子 ・母児間の免疫学的反応の性差
④母体の疾患、妊娠合併症、母体の薬物使用による影響	・母体の免疫能低下に伴う受動免疫の低下(低栄養) ・胎盤機能不全に伴う受動免疫の低下 ・母体・胎児の免疫能の抑制(ステロイド、免疫抑制剤など)
⑤先天性ウイルス感染症による免疫低下	・CMV、風疹などの先天感染による免疫能低下
⑥新生児への薬物使用などによる影響	・鉄剤、経静脈脂肪剤などによる免疫能低下
⑦母子間の免疫学的反応による影響	・同種免疫性好中球減少症、血小板減少症など

免疫にかかわる母乳の成分
- **消化管への病原体の付着を防ぐ成分**：シアル酸、ガングリオシド、母乳オリゴ糖は、消化管を保護します。
- **消化管の防衛機能を高める成分**：リボ核酸、ポリアミンは、ウイルスやアレルゲンなどの異物の侵入を防止します。
- **病原体への攻撃性を高める成分**：ヌクレオチドは、病原体に直接ダメージを与える免疫細胞の1つであるNK細胞(ナチュラルキラー細胞)を活性化します。

🐾 新生児感染症の特徴

- 新生児は感染しやすく、急速に重症化しやすい特徴があります。
- 新生児感染症では、感染症状や感染症の検査所見が出にくいことがあります。

🐾 観察のポイント
- ☑ なんとなく元気がない。
- ☑ 皮膚色がなんとなくすぐれない。
- ☑ 末梢冷感
- ☑ 哺乳力の低下
- ☑ 体温の不安定
- ☑ 腹部膨満・嘔吐、黄疸がないか。
- ☑ 易刺激性(痙攣)

母体からの垂直感染

子宮内感染	❶経胎盤感染：先天感染症(TORCH) • トキソプラズマ症(toxoplasma) • 風疹(rubella) • サイトメガロウイルス感染症(cytomegalovirus：CMV) • 単純ヘルペス(herpes simplex)
	❷羊水感染：前期破水(premature rupture of membrane：PROM)
出生時の産道感染	

注目！　前期破水

陣痛が始まる前の破水を前期破水といい、特に37週未満に起こった前期破水では、破水から分娩までの時間と破水の発生した妊娠週数を確認します。

3章

ハイリスク新生児の看護

（小谷 志穂）

① 体温管理とケア

新生児の体温調整において、新生児が余分なエネルギーを使用しなくても体温を保つことができる温度環境（中性温度環境）を提供することが大切です。新生児は、体温を一定に保つことができる環境温度の範囲が狭いため、容易に体温が変動します。

🐾 保育器による保温

閉鎖型保育器

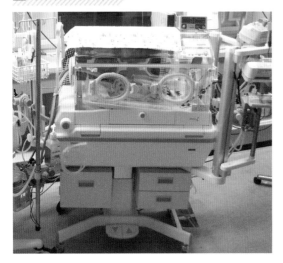

開放型保育器

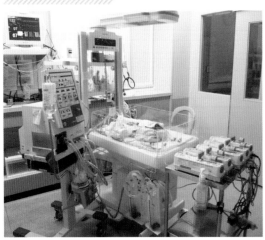

閉鎖型保育器の適応

● 相対湿度を維持する
● 全身を観察する
● 感染隔離および清潔隔離

> **注目！　保育器の特徴と処置**
>
> 早産児の保温・加湿目的に閉鎖型保育器が一般的に使用されており、保育器内温度が均一になるように加温・加湿された空気が器内を循環する仕組みとなっています。外科的処置を要するときは、開放型保育器を使用する場合があります。しかし超早産児では、閉鎖型保育器内での処置が必要なこともあり、その場合は扉や窓を開閉するので、事前に保育器内温度を上げておき、できるだけ短時間で処置をするように努力しています。　　　　　　　（Dr. 平田）

開放型保育器の適応

● 出生直後の蘇生時
● 回復期の沐浴時、体重測定時
● 閉鎖型保育器内での処置が困難なとき
● 複数のルート管理が必要なとき
● 胎児水腫などで不感蒸泄の促進を目的とするとき

保育器内の加湿（出生体重ごとの器内湿度）

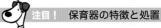

保育器内湿度	80%	60%
750g未満	生後1週間	その後、1週間
750〜1,000g未満	生後3日間	
1,000〜1,250未満		生後1週間

（文献1より抜粋）

根拠　加湿の目的は、蒸散による脱水および体温の低下の予防と気道粘膜の乾燥の予防です。

> **注目！　新生児の熱産生と熱喪失**
>
> 新生児の熱産生は主に褐色脂肪組織によるものですが、4つの熱喪失経路により体温が低下しやすい特徴があります。そのため、体温調節においては熱喪失経路を遮断することが大切になります（p.27 2章「❷ 体温・皮膚」、熱産生、熱喪失を参照）。

🐾 入院時の保育器初期設定温度

● 胎児情報をもとに、あらかじめ保育器内温度を設定して準備しましょう。

在胎期間ごとの保育器内温度

在胎期間(週)	24	25	26	27	28	29	30	31	32	33	34	35	36
保育器内温度(℃)	37.0	36.5	36.0	35.5	34.5	34.5	34.2	33.5	33.3	33.2	33.0	32.5	32.0

（文献1より引用）

🐾 プラスチックフードの使用

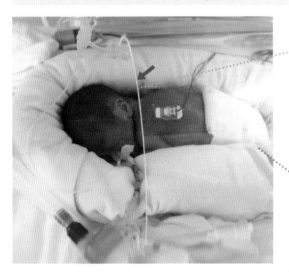

> 閉鎖型保育器では、プラスチックフードが、保育器内を循環する空気に温められて、保育器内温度とほぼ同じになるため、体温を保ちやすくなります。

注意! **プラスチックフードの使用**
開放型保育器では、ヒーターからの輻射熱をフードが遮断するため、フードの使用は避けましょう。

🐾 体温調整

体温が低い(36.5℃以下)の場合

● タオルなど掛け物を掛けます。
● 保育器内温度を1時間で0.2〜0.3℃上昇させます。

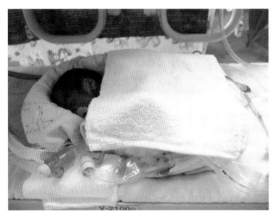

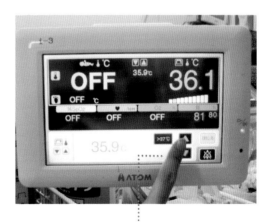

体温が高い(37.5℃以上)の場合

● タオルなどの掛け物を外します。
● 保育器内温度を1時間に0.2〜0.3℃下降させます。

注意! **体温が低い場合の設定温度の変更**
体温が低い場合は、急激な体温上昇による代謝性アシドーシスや無呼吸・電解質異常などを予防するために、保育器内温度の設定変更は1時間で0.5℃以内にしましょう。

■ 体温の変動を最小限にするための看護のポイント

● 保育器の処置窓・手入れ窓の開閉は最小限にします。
● 新生児に触れるものは、すべて温めて使用します。

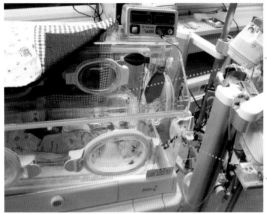

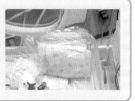

オムツや清浄綿は保育器内で温めて使用します。

聴診器は、ドラム部分を保育器内に入れて温めます。

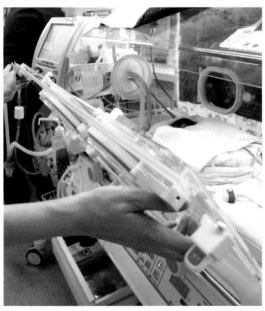

 注目！

処置時に保育器前面の扉を開けるときは、新生児にタオルを掛けたり、プラスチックフードを使用したりして開けましょう。

🐾 コットへの移床

コット移床の基準

①保温を目的として保育器に収容している。
②着衣の状態で、保育器内温度が31.5℃の場合に、24時間体温の維持が可能である。
③コット移床前7日間の体重増加が、1日あたり20～30g前後である。
④摂取エネルギーが、1日あたり120kcal/kgに達している。
⑤修正週数32週以上

（文献1より引用）

■ コットでの体温調整

- コット保育開始後は、1時間以内に体温測定を行い、体温の維持が可能であれば、順次2〜3、4、8時間ごとの体温測定を行います。
- 体温管理のためには、体温測定をしながら環境の調整を行いますが、体温の値だけではなく、末梢温の観察も必要です。

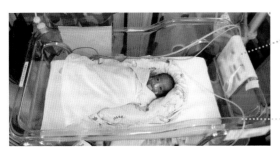

掛け物や帽子などを追加しても体温が維持できない場合は、保育器に再収容します。

注目！

体温が37.5℃以上であれば、保温に使用していた帽子、靴下、おくるみは適宜外します。

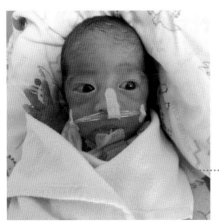

注意！　肩を露出しない！
熱を産生する褐色脂肪組織が肩周囲にあるため、コット移床後は、肩が露出しないようにしましょう。

これも覚えておこう！

温度変化の影響を予測した環境の調整
体温の安定をはかるためには、気管挿管中の適切な加温・加湿も大切です。また、非侵襲的呼吸管理中は、閉鎖型保育器内の湿度が変化することで新生児の体温に影響します。その影響を予測して環境の調整（保育器内温度の設定を変更する、開放型保育器への移床など）を検討しましょう。

② 呼吸管理とケア

新生児の呼吸管理では、新生児の解剖学的・生理学的特徴を理解することが必要です。また、呼吸管理とは、人工呼吸器による治療やケアだけでなく、呼吸を正常に保つために行われるすべてのケア(保温・加湿、水分・栄養管理、感染防止など)が重要になります。適切な血液ガス値を維持し、肺を拡張すること、呼吸仕事量を減らし、肺高血圧を予防し、二次的肺損傷の予防に努めることが大切です。

🐾 体 位

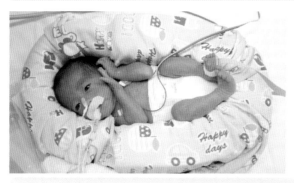 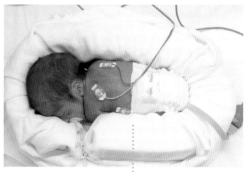

🐾 ケアのポイント

● 良肢位を保ち、安静を保持し呼吸仕事量を減らします。
- ☑ 頭部が過屈曲・過伸展しない。
- ☑ 頭部と体幹が偏らないよう正中位に保つ。
- ☑ 四肢の屈曲・中間位を保つ。
- ☑ 骨盤の後傾を維持する。

根拠 腹臥位のほうが、1回換気量が増え、肺コンプライアンスが増加するため呼吸が安定します(急性期は仰臥位で管理します)。

🐾 無呼吸発作時の対応

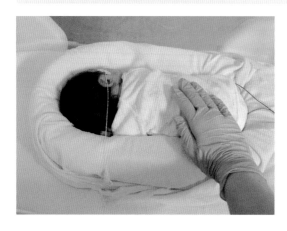

- ● モニターのアラームが鳴れば速やかに新生児のところに行き、無呼吸かどうか確認します。
- ● 無呼吸発作が回復しなければ、新生児の背部、足底、胸部を優しく刺激します。
- ● 呼吸、心拍の回復を認めれば刺激を中止し、呼吸が安定するまで観察・ホールディングを行い、新生児の安静を保ちます。
- ● 分泌物などによる上気道の閉塞が考えられるときは、口鼻腔吸引を行い、気道を確保します。

🐾 観察のポイント

- ☑ 胸郭の動き　　☑ チアノーゼ
- ☑ モニターが正しく生体情報を検出しているか。
- ☑ 瞬時心拍数・呼吸曲線・酸素飽和度のトレンド

🐾 酸素療法

保育器内酸素

酸素自動供給式の保育器

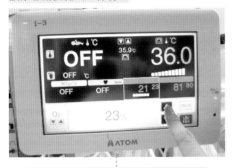

酸素配管を接続し、酸素濃度計の校正を行い、指示された酸素濃度に設定します。

酸素が自動供給できない保育器

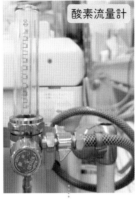

酸素流量計

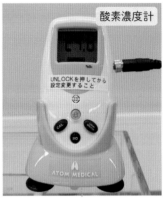

酸素濃度計

酸素流量計を保育器に取り付け、酸素流量計と保育器の酸素供給口を酸素用チューブでつなぎます。

校正された酸素濃度計で保育器内の酸素濃度を測定し、指示された酸素濃度になるよう、酸素流量計の流量を調整します。

注意！ 酸素が自動供給できない保育器を開ける際の注意
閉鎖型保育器の手窓を開けるときは、酸素ブレンダーの酸素濃度を指示濃度に調整し、流量5L/分程度で口元に酸素を流し、口元の酸素濃度が低下しないようにしましょう。

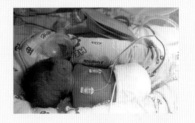

酸素カニューレ

● 新生児の身体や鼻孔幅に応じたサイズのカニューレを選択しましょう。

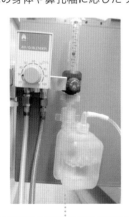

ブレンダーで酸素濃度を調整し、流量計で指示量の酸素を流します。加湿した酸素が供給されるようにしましょう。

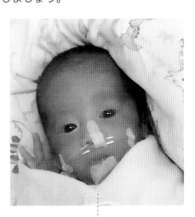

酸素カニューレを新生児の鼻孔に固定し、絆創膏で固定します。

高流量鼻カニューレ(HFNC)の装着(Optiflow™の場合)

- HFNC (high flow nasal cannula therapy) では、鼻腔の面積の約50%となるよう適切なサイズのカニューレを選択します。
- カニューレと回路を接続し、加温加湿されたフローがあることを確認し、装着します。

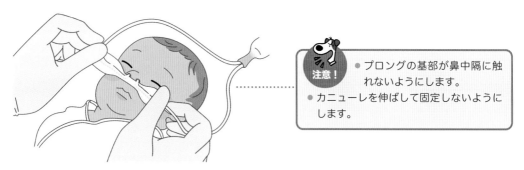

注意!
- プロングの基部が鼻中隔に触れないようにします。
- カニューレを伸ばして固定しないようにします。

カニューレ固定のポイント

- カニューレは、真横～ハの字型になるように固定することで、プロングが鼻腔内で壁当たりせず、フローを有効に流入させることができます。

正しい固定
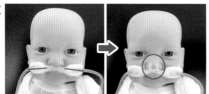

V字で固定
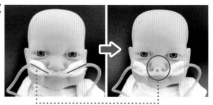

注意! カニューレをV字に吊り上げるように固定すると、プロングの先端が鼻腔内で壁当たりし、有効なフローを確保できなくなります。固定する角度に注意しましょう。

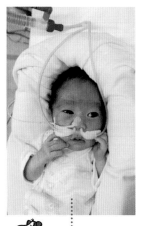

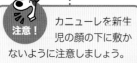
注意! カニューレを新生児の顔の下に敷かないように注意しましょう。

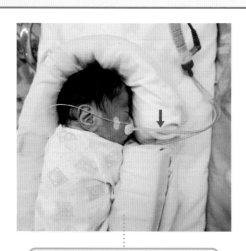
腹臥位の場合は、カニューレを顔の前面に向けます。ポジショニング用具の接続部に溝を作り、カニューレを通すとカニューレを顔の下に敷かずに固定できます。

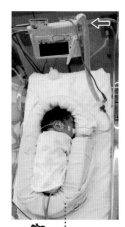
注意! チューブクリップを使用して回路を固定し、カニューレが引っ張られないようにします。

54

🐾 DPAPの装着

▋ ボンネットの装着

● 新生児に適したサイズのボンネットを選択します。

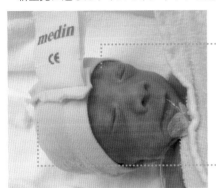

> ボンネットは、後頭部から頸部までと、耳から眉間近くまでを覆うように装着します。

> ボンネットを装着した後に頭頂部のひもを結びます。

▋ プロング・ジェネレーターの固定

● 新生児に適したサイズのプロングやマスクを選択します。
● プロングを鼻腔に挿入し、ジェネレーターを固定します。

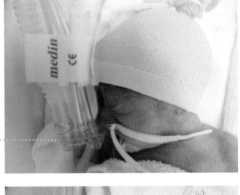

 注目！
新生児の鼻の角度に合わせ、必要時、額とジェネレーターの間にガーゼを挟んで角度を調整します。

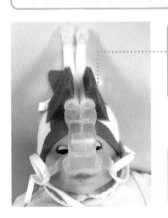

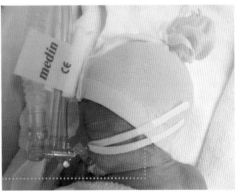

> ミニフォーム(回路を固定するパッド)を使用することで固定が安定しやすくなります。

> ストラップは頬に沿わせ、耳に向けて固定します。

 注意！ **プロングやマスク装着の注意**
● プロングやマスクを押し当てないようにしましょう。
● プロングの場合は、フレア部分の屈曲や圧迫により必要な呼気終末陽圧
　(positive end-expiratory pressure：PEEP)がかからない場合があります。
● マスクの場合は、特に鼻根部側に圧がかからないように固定します。
● 強く押し当てて固定すると、皮膚損傷や疼痛の原因になります。

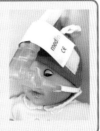

■ DPAP装着中のポイント

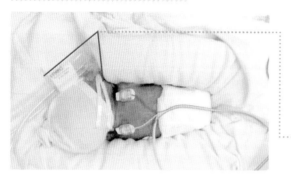

注目！
頭部と体幹が偏らないよう正中位に保ち、頸部の軽度屈曲位を保持するとPEEPを維持できます。

頭側のポジショニング用具をジェネレーターに沿わせてずらし、プロングの部分に三角形をつくります。プロングにポジショニング用具が沿い、プロングを圧迫せずに固定できます。

注目！ ポジショニング用具による工夫
ポジショニング用具でプロングやマスクを新生児に押し当てないようにしましょう。頭頂部と体幹がポジショニング用具で支えられていることで、不良肢位になることなく安定して過ごせます。

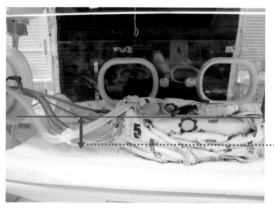

注意！
DPAPの回路は、鼻腔より低い位置になるように固定し、結露が鼻腔に流入しないようにします。

🐾 挿管介助

■ 挿管時の体位[1]

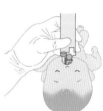

- 新生児の頸部をわずかに伸展したsniffing position（下位頸椎を伸展し、上位頸椎を屈曲した体位）をとります。

■ 挿管介助のチューブを渡す際のポイント[1]

- 新生児の状態を観察し、徐脈やチアノーゼの増強があれば医師へ報告します。
- 必要時、口腔内吸引を行います。
- 胃内の減圧を行い、腹部膨満を軽減します。

注意！ 正中位の保持とチューブの渡し方が大事
　挿管介助時について、医師の立場から解説します。介助者が2人いる場合は、一人が赤ちゃんの足側に立ち、肩を押さえながら両手で頭を固定します。その際は赤ちゃんを真っすぐに、正中位を保つことが重要です。喉頭の視野が狭い場合に輪状軟骨を介助者に圧迫してもらうことがあります。もう一人の介助者は、挿管術者の右側に立ち、吸引チューブまたは気管チューブを指示に従い渡します。挿管術者は喉頭を確認したまま視線をずらさないので、介助者は術者の右手に、清潔な先端をさわらないように、術者がチューブを持ち替えなくてもよい位置で渡すことが重要です。　　　　　　　　　　　　　　（Dr. 平田）

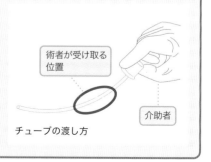

術者が受け取る位置

介助者

チューブの渡し方

在胎週数・出生時体重別の気管チューブの太さと固定長

体重(kg)	在胎期間	チューブサイズ (mm)	口角までの挿入長 6＋体重(kg)cm
＜1.0	＜28	2.0・2.5	5.0〜7.0
1.0〜2.0	28〜34	2.5・3.0	7.0〜8.0
2.0〜3.0	34〜38	3.0・3.5	8.0〜9.0
3.0＜	38＜	3.5	9.0＜

（文献2より引用）

気管挿管チューブのテープ固定

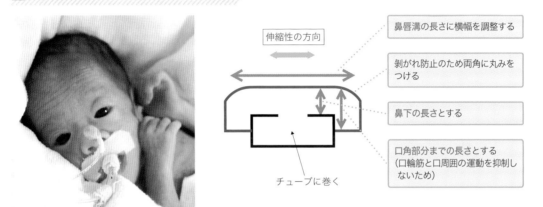

伸縮性の方向

鼻唇溝の長さに横幅を調整する

剥がれ防止のため両角に丸みをつける

鼻下の長さとする

口角部分までの長さとする（口輪筋と口周囲の運動を抑制しないため）

チューブに巻く

回路固定のポイント

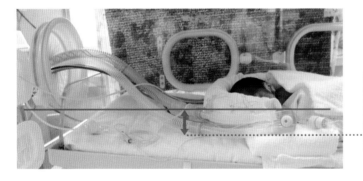

注意！ 気管挿管チューブと回路の接続部より低い位置でたわみを作り、結露の流入を予防します。

これも覚えておこう！

人工呼吸管理と新生児慢性肺疾患
未熟な肺への、胎内での炎症や、出生後の人工換気や酸素投与などによって引き起こされた炎症が加わり肺障害をきたすのが新生児慢性肺疾患です。新生児慢性肺疾患は、発達・発育・呼吸機能など長期予後とも関連するため、できるだけその発症を防ぐために、肺に優しい人工呼吸管理や挿管期間を短くする試みがなされています。例えば、呼吸窮迫症候群に対して、挿管期間を短くする目的で、サーファクタントを投与後すぐに抜管するINSURE (INtubation-SURfactant-Extubation)という手法や、挿管すらせずに喉頭展開下にサーファクタントを投与するLISA (Less-Invasive Surfactant Administration)という手法が用いられることもあります。 （Dr. 平田）

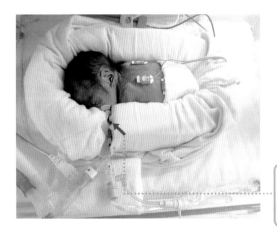

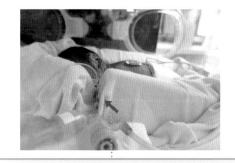

ポジショニング用具の接続部に溝を作り、気管挿管チューブの固定位置にチューブのずれやねじれが生じないように固定します。

用手換気法

- 加温加湿器に接続したジャクソンリースを準備します。
- 酸素濃度を調整できるよう酸素ブレンダーを使用します。

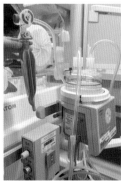

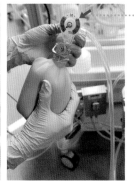

マノメーターを使用し、圧を確認しながら行います。

注意! バッグマスクの場合、新生児の鼻と口を十分に覆う大きさのマスクを選択し、眼球を圧迫しないようにしましょう。

適切
口、鼻そして下顎を覆い、眼を覆わない

不適切
大きすぎる：眼を覆い、下顎を超えている

不適切
小さすぎる：鼻と口を十分覆っていない

吸　引

- 吸引の必要性を判断します。

横尾による吸引の指標

指　標	留意点
気管内分泌物	・前回吸引時の量が多い。　・粘稠である。 ・チューブ内の分泌物を確認する。
呼吸音	・粗大か減少（含気が悪い）
呼吸・循環状態	・酸素飽和度（血液ガス）の変化 ・心拍数（徐脈）、呼吸数や型の変化
Agitation	・原因の追究（呼吸性・環境や痛み刺激）
覚醒レベル	・深睡眠時は極力避ける。
疾患特性	・呼吸窮迫症候群、胎便吸引症候群 ・慢性肺疾患など

（文献3より一部改変）

吸引圧の確認

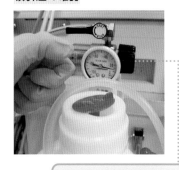

吸引器を作動させ、吸引圧を確認します。
- 13〜20kPa、100〜150mmHg

口腔内吸引

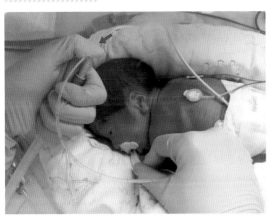

❶ 吸引カテーテルを口(鼻)腔内に圧をかけず(矢印)に挿入します。挿入の長さは、口唇から耳介までの長さを目安とします。

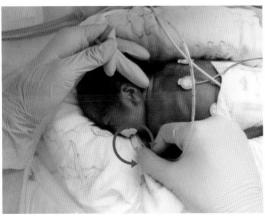

❷ 圧をかけ、静かに回転させながら(矢印)10秒以内で吸引します。
吸引物の量・性状を観察します。

注意！
● 分泌物が多い、または粘稠で、1回で吸引しきれない場合は酸素飽和度や心拍数など呼吸状態の回復を待ってから再度行いましょう。
● 気管内吸引と口腔内吸引が同時に必要なときは、口腔内の分泌物が気管内に垂れ込まないように、口腔内吸引を先に行います。

気管内閉鎖式吸引

気管挿管チューブと吸引カテーテルの基準

挿管チューブの内径(mm)	吸引カテーテル(Fr.)
2.5	5
3.0	6
3.5	7
4.0	8

❶ 気管挿管チューブの内径に応じた吸引カテーテルのサイズ(Fr.)を選択します。

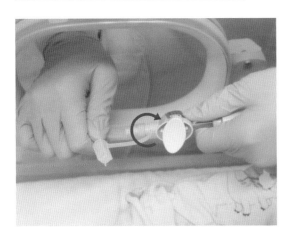

❷ 吸引チューブを閉鎖式吸引カテーテルに接続し、コントロールバルブを開放します。

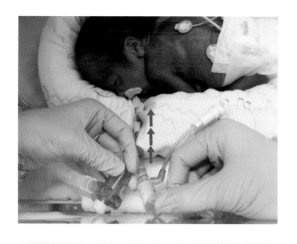

❸左手でYアダプターを持ち、右手でスリーブ内のカテーテルをYアダプターに近い位置で持ちます。

❹Yアダプターを固定し、スリーブの上からゆっくりとカテーテルを挿入します。

注意！ 気管挿管チューブに揺れや変化が生じないように、ポジショニング用具を支点として左手を固定します。

🐾 観察のポイント

☑ 胸部X線所見で気管分岐部と気管挿管チューブの先端の位置の確認が必要。

☑ 体位の種類、頸部の前屈・後屈の程度の違いなど、気管分岐部と気管挿管チューブ先端の距離のアセスメントが大切。

☑ また、気管の病態についてもアセスメントし、吸引カテーテルの挿入の長さを検討することが必要。

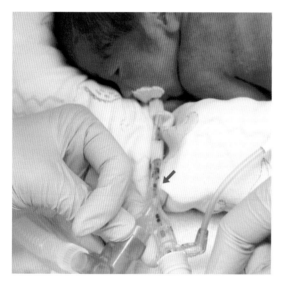

❺挿管チューブの長さと吸引カテーテルのマーカー位置を確認します。

❻吸引カテーテルの挿入の長さは気管挿管チューブの長さ「＋5mm」として挿入します。

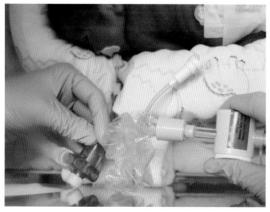

❼閉鎖式吸引カテーテルのマーカーの位置までカテーテルを挿入したら、コントロールバルブを押し、2秒間圧をかけます。

❽Yアダプターを動かないように固定し、コントロールバルブを押しながら、挿管チューブと平行に引き抜きます。

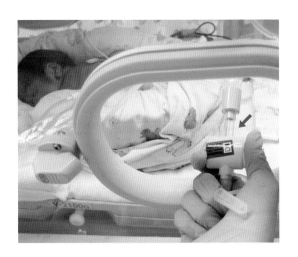

❾ カテーテル先端の黒いマーカーがYアダプターのドーム内にあることを確認し、コントロールバルブを押しながら、洗浄液を洗浄ポートより1〜2mL注入し、カテーテルの内腔および先端部に付着した分泌物を洗い流し、コントロールバルブをロックします。

🐾 観察のポイント

☑ 分泌物の吸引量と性状を観察し、吸引物の手ごたえも確認する。
☑ また、同時にモニター上の変化を観察する。

よくあるギモン

人工呼吸器のグラフィックモニターはどう活用するの？
人工呼吸器にはグラフィックモニターが搭載されています。グラフィックモニターでは、気道内圧（Pressure）、フロー（Flow）、換気量（Volume）を波形として、一回換気量やリーク率などを数値として画面に表示します[4]。グラフィックモニターに表示される波形や数値を観察することで、肺の状態や気管挿管チューブの閉塞、分泌物の貯留、計画外抜管などをアセスメントするための一つのツールとして活用できます。呼吸数や努力呼吸の有無、胸上がり、表情、チアノーゼの有無などの視診・聴診・触診の様子なども観察しながらアセスメントしましょう。

これも覚えておこう！

NICUで特徴的な呼吸管理
NICUでは児の自発呼吸に同調した従来型の従圧式の人工呼吸に加えて、高頻度振動換気（high frequency oscillation：HFO）というモードもよく使われます。十分に気道に圧をかけておき、振動により換気を行うものです。酸素化と換気が独立して調節可能であり、少ない一回換気量のため肺への損傷が少ないという特徴があります。また、NAVA（Neurally adjusted ventilatory assist）という、特殊な電極を留置して横隔膜電位を感知し、児のタイミング・呼吸努力に合わせて必要なサポートを行うことができる呼吸管理が普及しつつあります。同調性に優れることが最大の特徴で、実際NAVA中の児の呼吸は楽そうな印象です。新しい呼吸管理が長期的な予後にどう影響するか、今後の報告が楽しみです。 （Dr. 平田）

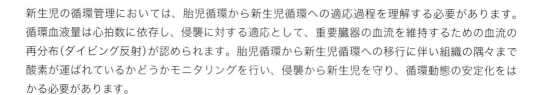

③ 循環管理とケア

新生児の循環管理においては、胎児循環から新生児循環への適応過程を理解する必要があります。循環血液量は心拍数に依存し、侵襲に対する適応として、重要臓器の血流を維持するための血流の再分布（ダイビング反射）が認められます。胎児循環から新生児循環への移行に伴い組織の隅々まで酸素が運ばれているかどうかモニタリングを行い、侵襲から新生児を守り、循環動態の安定化をはかる必要があります。

🐾 胎児循環と新生児循環 （p.34 2章「❹ 循環器系」参照）

- 出生に伴い、胎盤循環が消失します。
  ① 体血管抵抗は急激に上昇します。
  ② 肺が膨らみ、肺血管抵抗が低下し、肺血流が急激に増加します。
  ③ 左心房に流入する血液が増加します。それに伴って卵円孔が閉鎖します。
  ④ 動脈血の酸素飽和度が上昇します。それに伴って動脈管が閉鎖します。
  ⑤ 静脈管の閉鎖に伴い、胎盤からの静脈還流が消失します。

🐾 心拍出量の調整：心拍数依存型

- 心拍出量は、心拍数や一回拍出量によって増減します。
- 新生児、とくに未熟児は一回拍出量を増やす能力が低いため、心拍数の増加によって心拍出量を増やします。

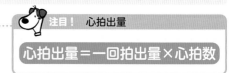

注目！　心拍出量

心拍出量＝一回拍出量×心拍数

🐾 心電図モニター

- 心電図モニターは、非侵襲的連続的にモニタリングが可能で、心拍数や不整脈、電解質の異常などの情報を得ることができます。

▰ 心電図モニターの装着

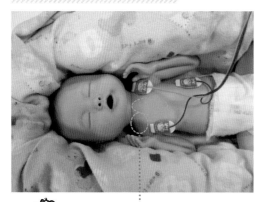

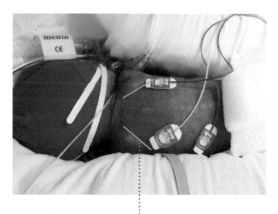

注意！ 仰臥位では、電極を剥がさずに超音波検査や聴診ができるように、乳頭と○で示す前胸部を避けて電極を貼付します。

注意！ 腹臥位では、肩甲骨の内側縁にかからないように貼付します。

🐾 新生児に起こりやすい不整脈 （文献1より転載）

1 正常な心電図波形

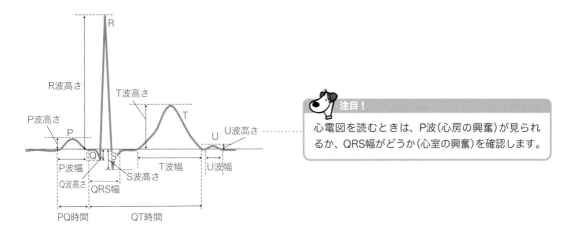

> 🐕 **注目！**
>
> 心電図を読むときは、P波（心房の興奮）が見られるか、QRS幅がどうか（心室の興奮）を確認します。

2 心室性期外収縮

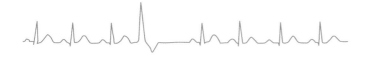

- 洞結節からの刺激より早く、心室のある場所から興奮が生じます。
- QRS幅が広くなり、P波との関連は見られません。

3 上室性期外収縮

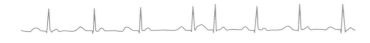

- 心房のある場所より興奮が早期に生じますが、洞結節を通り、正規のルートで刺激は伝わります。

4 心室性頻拍

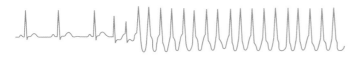

- 心室のある場所から繰り返し刺激が出て心室を収縮させます。

5 発作性上室性頻拍

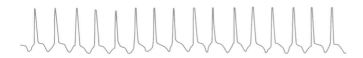

- 心房内および房室接合付近に、異所性興奮が1分間に250回程度発生します。P波が見られるかどうかを確認します。

⑥ Ⅰ度房室ブロック

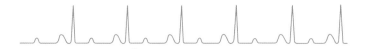

- PQ時間の延長のみで必ず伝導は伝わります。

⑦ Ⅱ度房室ブロック（MobitzⅡ型）

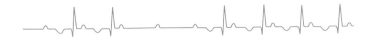

- P波は正常に出現していますが、これに続くQRSが突如欠落します。

⑧ Ⅱ度房室ブロック（Wenckebech型）

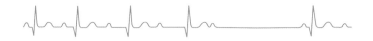

- PQ時間が1拍ごとに徐々に延長して、ついに伝わらなくなります。

⑨ Ⅲ度房室ブロック

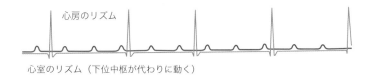

心房のリズム

心室のリズム（下位中枢が代わりに動く）

- 心房と心室の間で刺激は完全にブロックされ、心房は心房のリズム、心室は心室のリズムでそれぞれ関係なく収縮します。

🐾 心雑音の部位・強度

- ①胸骨左縁上部（肺動脈弁領域）、②胸骨右縁上部（大動脈弁領域）、③胸骨左縁下部（右心室領域）、④心尖部（左心室領域）の順で聴取し、Ⅰ音・Ⅱ音を同定し、心雑音を聴取します[2]。

心拍の聴取部位

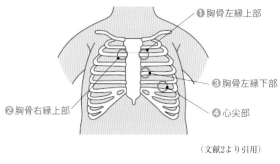

①胸骨左縁上部
③胸骨左縁下部
②胸骨右縁上部
④心尖部

（文献2より引用）

心雑音の強さ（Levineの分類）

Ⅰ度	微弱な雑音で、注意深い聴診でのみ聴取できるもの
Ⅱ度	聴診器を当てるとすぐに聴取できるが、弱い雑音
Ⅲ度	振戦を伴わない中等度の雑音で、明瞭に聴取できる雑音
Ⅳ度	振戦を伴う高度の雑音で、Ⅲ度とは異なり耳に近く聞こえる雑音
Ⅴ度	聴診器を胸壁から離すと聞こえないが、聴診器で聴く最も強い雑音
Ⅵ度	聴診器を胸壁から離しても聴取できる雑音

🐾 血圧のモニタリング

- 心臓（左心室）から押し出された血液が血管壁に及ぼす圧力を測定します。

> 🐶 **注目！ 収縮期圧と拡張期圧**
> - **収縮期圧**：左心室の収縮によって生じた最大の圧力
> - **拡張期圧**：左心室の拡張期の圧力

非観血的血圧測定

● 非侵襲的にカフを巻いて血圧を測定します。

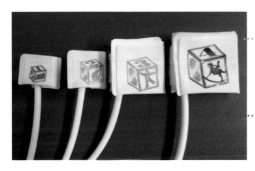

カフは新生児の上腕の長さの3分の2の幅のもの
を選択します。

注意! カフのサイズによって測定誤差が生じ
ます。
● **カフの幅が広い**…血圧は低く測定されます。
● **カフの幅が狭い**…血圧は高く測定されます。

注目! **超早産児の急性期の日本の循環管理の特徴**

早産児の急性期の血圧の目標域には定まったものがなく、施設間での差が大きいですが、平均血圧が在胎週数以上を目指す施設が多いようです。諸外国と比べて日本の循環管理の特徴は、超早産児の急性期に頻回に心臓超音波で評価する施設が多いことです[3]。超早産児は自律調整能が不十分であり血圧や血流の変化が脳血管に直接影響を及ぼしうるので、脳室内出血が起こりやすいといえます。心臓の収縮や心臓への負荷の程度を心臓超音波検査で評価して細やかに対応していることが[4]、日本の超早産児の脳室内出血の頻度が低く、死亡率が低いことと関係していると考えられます。 (Dr. 平田)

観血的血圧測定

● 体内に留置したカテーテルから血圧を体外に導き、電気信号
　に変えて測定します。
● 侵襲的ですが、血圧の変動を連続的にモニタリングできます。

根拠 動脈圧モニターは、血圧のモニタリングだけでなく、採血ルートとしても使用できるため、採血のために何度も穿刺する必要がなくなり、疼痛を伴うことなく採血が可能です。

観血的血圧の波形

収縮期の面積
広い：心拍出量が十分
狭い：心拍出量が少ない

収縮期血圧

dicrotic notch の位置
高い：末梢血管抵抗が高い
低い：末梢血管抵抗が低い

注意! **ルート内に空気がないように！**
正確にモニタリングできず、閉塞の原因にもなります。

収縮期　拡張期

収縮期の立ち上がり
速い：心収縮力が良好
遅い：心収縮力が悪い

（文献2より引用改変）

正　常

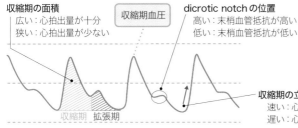

収縮期血圧

平均血圧　拡張期血圧

屈曲・閉塞

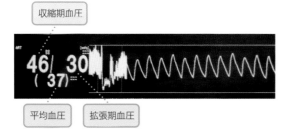

注目! **カテーテルの屈曲や閉塞**
屈曲や閉塞、気泡の混入により、波形がなまり、血圧は低く表示されます。

血圧トランスデューサーの位置

- 血圧トランスデューサーの位置は、心臓と同じ高さにします。
- 定期的にゼロ点校正を行います。

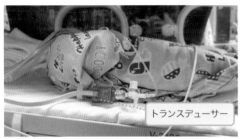

トランスデューサー

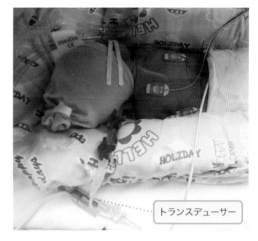

トランスデューサー

 注意！

血圧トランスデューサーの位置
- 心臓より高い…血圧は低値になります。
- 心臓より低い…血圧は高値になります。

血圧の正常値

- 一般的には、「至適血圧＝平均血圧が在胎週数以上」とされています。

 注目！

尿量が十分確保できており、アシドーシスの進行がなく臓器血流が維持できているかを観察する必要があります。

在胎週数、出生時間による平均血圧の下限の目安

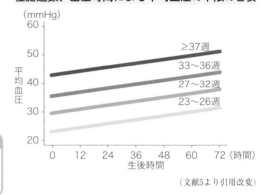

（文献5より引用改変）

🐾 酸素飽和度のモニタリング

出生直後の新生児循環

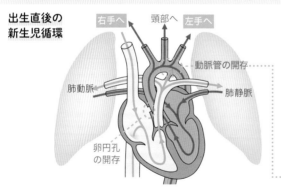

右手へ　頸部へ　左手へ

動脈管の開存

肺動脈　　　　　　　　肺静脈

卵円孔の開存

（文献6より引用改変）

- 新生児遷延性肺高血圧症を疑う場合は、右上肢と下肢にモニターを装着します。

 根拠

右手にモニターを装着することで、肺の酸素化、蘇生の効果を評価できます。

出生直後、動脈管は開いており、肺動脈−大動脈間で血流の短絡が生じています。

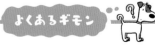 よくあるギモン

未熟児動脈管開存症ってどんな病気？
動脈管開存症は、本来自然閉鎖すべき動脈管が出生後も開存し続け、肺血流が増加し、体血流が減少するため、心不全・肺出血(肺血流↑のため)や血圧低下・尿量減少・壊死性腸炎(体血流↓のため)などの症状をきたします。臨床症状・超音波所見を参考に、症候性と判断した場合は、イブプロフェンやインドメタシンなどの薬物治療を行います(乏尿、腎機能障害、低血糖症、血小板機能低下、消化管穿孔などの副作用に注意します)。薬物治療が奏功しないときや薬物治療の時間的な余裕がない場合、腎不全のため薬剤が使用できない場合は、外科的手術を検討します(動脈管閉鎖の機序は、p.35「動脈管はなぜ閉鎖する？」参照)。

(Dr. 平田)

🐾 尿量の観察

🐾 尿量の観察のポイント

☑ 尿量は、腎機能のみならず、循環動態を評価するために必要な因子である。

☑ 尿量は「2mL/kg/時以上あるいは以下であるか」「投与水分量以上あるいは以下なのか」を観察する必要がある。また、同時に、浮腫の状態の観察も大切である。

🐾 カテコラミンルートの更新

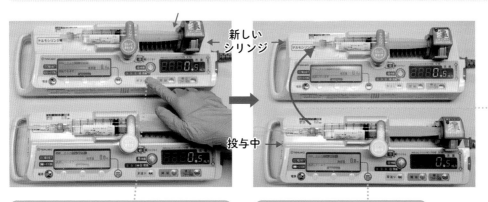

新しいシリンジ

投与中

❶カテコラミンルートの更新で血圧が変動する場合は、あらかじめポンプに新しいシリンジをセットし、早送りして押し子ホルダーと外筒つばの隙間をなくし、シリンジの先端から薬液が出るのを確認した後、指示された流量にセットし、開始を押します。

❷注入圧力が安定したのを確認し、新しいシリンジにルートを接続します（薬剤の注入が中断される時間を最短にし、流入速度の変化による血圧の変動を最小限にします）。

 注目！

透明のチューブを下から上のシリンジにつなぎかえます。

 注意！ シリンジとルートを接続するときは、シリンジポンプを作動させた状態のまま行います。停止したり早送りしたりせずに行いましょう。

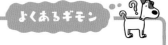 **よくあるギモン**

晩期循環不全ってどんな病気？
早産児で、出生後の循環動態が不安定な時期を乗り切り、比較的全身状態が安定した時期を経た後に、突然、低血圧・低ナトリウム血症・浮腫などの症状を呈し、乏尿に至る病態があり、晩期循環不全と呼んでいます[7]。ステロイド投与に反応を認めますが、対処が遅れると脳室周囲白質軟化症をきたすことがあるので、突然の乏尿・浮腫を認める場合は、速やかに医師に報告する必要があります。

(Dr. 平田)

④ 栄養管理・点滴管理とケア

新生児は、急速に発育する時期であり、この時期に十分な正しい栄養が与えられて、適切に発育するか否かが、その児の一生の体格のみならず知能にも影響を及ぼしうる[1]と言われています。また、新生児の栄養状態は、感染免疫学的にも重要です。疾病新生児や早産児は、経腸栄養が確立するまでに時間を要し、点滴による水分や栄養の確保、薬剤の投与を必要とします。しかし、点滴が感染の門戸となりうるなどの問題もあるため、NICU では点滴の管理を確実に行うことが求められます。

✿ 新生児の栄養

▰ 新生児に必要な栄養

- 新生児が順調に発育するために必要なエネルギーは、約120kcal/kg/日です。
- 約10%をタンパク質、約45%を脂質、約45%を糖質から摂取するよう調整します。

▰ 栄養投与の方法（経管栄養・NNS・授乳については、p.123 4章「⑧ 授乳」参照）

- 出生直後は、経静脈栄養から開始しますが、経腸栄養を併用します。

> **根拠** **early aggressive nutrition**
> 早産での出生は、分娩を契機に本来必要な胎盤からの栄養供給が突然途絶された状態にあります。もちろん生後早期から経腸栄養を開始することが重要ですが、急性期は経腸栄養のみでは必要な栄養量には達しません。経腸栄養が確立するまでの間、早期から積極的にアミノ酸製剤や脂肪製剤などの経静脈栄養を開始することを early aggressive nutrition といいます。
> （Dr. 平田）

新生児の栄養に関する特徴と問題点

特 徴	問 題 点
①すべて流動栄養である	・頻回・多量の栄養摂取が必要となる。
②生理的な呑気症を伴う	・嘔吐・腹部膨満をきたしやすい。
③消化管の運動機能が未熟である	・腹部膨満・イレウスをきたしやすい。
④急速な発育に応じる栄養を必要とする	・栄養不足となりやすい。
⑤脂肪・グリコーゲンの貯蔵量が少ない	・飢餓に耐えうる能力が低い。
⑥消化・吸収能(特に脂質に関して)が不十分	・投与栄養の有効利用能力(bioavailability)が低い。
⑦栄養代謝に関する酵素系(特にアミノ酸に関して)が未熟	・蛋白負荷で容易に高アミノ酸血症(高チロシン血症、高フェニルアラニン血症)となる。 ・シスチン、タウリンが準必須アミノ酸となる。

（文献1より引用改変）

> **根拠** **母乳栄養の重要性**
> NICUにおいて母乳育児支援は重要です。特に早産児の場合は、可能な限り、少量であっても早期から母乳での経腸栄養を開始します。経腸栄養が行われないと、腸管粘膜の萎縮、肝機能障害、感染症などのリスクが高まるためです。超早産児の場合、人工乳による壊死性腸炎や消化管穿孔のリスクを鑑みて、母乳分泌が確立するまでの間、母乳バンクからのドナーミルクを使用することがあります。　（Dr. 平田）

- 経腸栄養の量が100mL/kg/日を超えると、経静脈栄養の中止を検討します。

✿ 輸液管理の実際（末梢静脈ライン）

▰ 目 的

- 静脈内に水分・電解質・栄養剤・薬剤などを注入する際に使用します。
- 薬剤(抗菌薬や利尿薬など)を定期的に投与する際や、中心静脈ルートの使用を避けるために輸血や脂肪製剤などを投与する際に使用します。

> **注意！** 血管外漏出時に組織障害を起こしやすい薬剤や高濃度(浸透圧が高い)の輸液、糖濃度が12〜13%以上となる場合は末梢ルートからは投与しません。

■ 点滴ルートの作製

❶ 2人で点滴内容を確認し、手指衛生した後、輸液を作製します。

> **注意！ 輸液作製時の確認内容**
> 患者氏名、薬剤名、用量、規格、投与方法、配合禁忌や配合変化を確認します。

❷ 清潔な処置台またはクリーンベンチで輸液を作製します。指示内容を確認しながら行います。

❸ ルートを組み立てて三方活栓の向きや接続のゆるみがないことを確認します。

❹ フィルターや三方活栓に空気が残りやすいため、先端を上に向け、軽く振動を加えて薬液を満たします。

❺ 患者氏名や薬剤名、投与スピード、投与方法を指示簿で確認し、ベッドサイドでシリンジポンプにセットします。

> **注目！**
> 処置台は、開始前に環境清拭用クロスで清拭します。

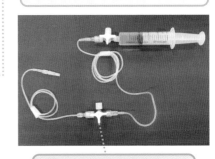

三方活栓の向きや接続のゆるみがないか確認します。

■ 点滴挿入の介助

点滴挿入時の動き

医師の動き	看護師の動き
輸液内容の作製（必要物品の準備）	指示を確認し点滴を作製（必要物品の準備）

↓

新生児の状態を観察し、処置のタイミングを判断する

> **注目！**
> 医師・看護師がいっしょに行います。

↓

体位を整え痛みのケアを行う

消毒・駆血・留置針穿刺	シリンジポンプを早送りするなど接続の介助を行う
接続部の固定	シリンジポンプの作動や流量を確認し、処置終了後の新生児の状態を観察し、安静時間の確保に努める

（文献2より引用改変）

🐾 点滴管理（末梢静脈ライン）

🐾 観察のポイント

- ☑ 輸液の内容・量、ルートの接続・ゆるみ、三方活栓の向き、固定テープの剥がれの有無
- ☑ 刺入部とその周囲の皮膚症状（発赤・腫脹・水疱・びらん・壊死）
- ☑ シーネの使用や固定による末梢循環不全症状や新生児の過度な活動制限の有無
- ☑ ルートの重みなどによる新生児の四肢への加重の有無
- ☑ ポンプの作動状況（輸液のスピード、閉塞圧の推移、バッテリー作動の有無、シリンジの固定）

押し子や羽がポンプに確実に固定されているか確認します。

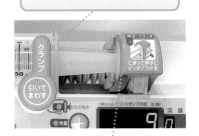

点滴開始前に早送りを行い、スライダーと押し子を密着させます。

これも覚えておこう！

閉塞ランプの点灯の原因
- ● 刺入部の詰まり
- ● ルートの閉塞（保育器のパネルで挟まれている、三方活栓の向きなどが適当でないことによる）

閉塞ランプ

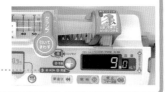

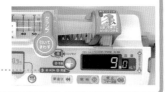

🐾 末梢静脈ラインからの与薬

1 清潔操作で薬剤を作製

● 清潔な処置台の上で、手指衛生を行い作製します。

2 三方活栓にシリンジを接続し投与

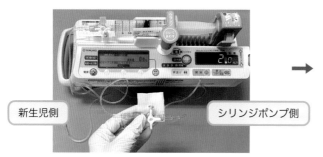

❶ 三方活栓の新生児側を一時的にクランプ
し、ふたを開けます。

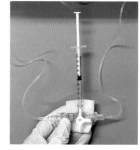

❷ 三方活栓内に基液を満たし、空気が入
らないように注意しながら薬剤が入っ
たシリンジを接続します。

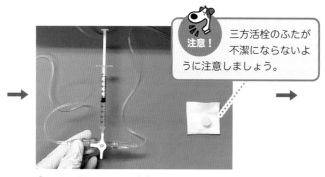

注意！ 三方活栓のふたが
不潔にならないよ
うに注意しましょう。

❸ 三方活栓のシリンジポンプ側をクランプ
し、抵抗や漏れがないことを確認しなが
ら投与します（1秒で0.1mLが目安）。

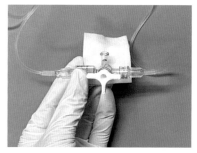

❹ 三方活栓の向きを戻し、三方活栓内の
薬剤を拭い、ふたを閉めます。

薬剤投与前の確認事項

確認事項	注意点	確認事項	注意点
①用法・用量	・適用量、1回量、バイアルの規格、フィルター通過薬剤かどうか。	④投与前の確認	・事前に投与した薬剤や基液との禁配合・禁忌の有無 ・点滴ラインや刺入部の確認
②投与方法	・時間をかけて投与するのか、またはワンショットなのか。	⑤開始前の確認	・接続する三方活栓の十分な消毒と向きの確認 ・接続、投与予定量、流速の確認
③投与ルートの確認・選択	・複数ルートがある場合、適したルートから投与する。 ・慎重投与薬剤の場合、投与ルートの流速に留意する。 ・循環作動薬や鎮静薬を投与しているルートからの投与は行わない。	⑥投与中〜投与後の確認	・作用・副作用の有無 ・シリンジポンプの閉塞圧 ・新生児の反応 ・投与終了後の三方活栓の向き ・三方活栓の消毒、乾燥

（文献3より引用改変）

輸液管理の実際（末梢挿入式中心静脈ライン）

目 的

- 長期にわたる輸液管理が必要な新生児のルートを確保します。
- 高カロリー輸液、カルシウム製剤、強アルカリ製剤など、血管外漏出時に組織障害を引き起こす薬剤を安全に投与します。
- 循環作動薬など、血管外漏出時に循環動態の変動を起こしやすい薬剤を確実に安定して投与します。

点滴ルートの作製
〔p.69「輸液管理の実際（末梢静脈ライン）」参照〕

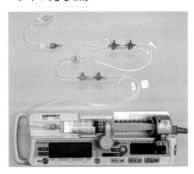

挿入の介助 （p.69「点滴挿入時の動き」を参照）

- 外筒を用いてカテーテルを挿入するため、刺入部の止血を確認します。
- カテーテル位置の確認をX線撮影で行います。四肢の伸展により、カテーテルの先端位置が変わるため、最も深くなる位置（屈曲位）で撮影することが望まれます。

 注目！

カテーテルの挿入時に血管分岐部などでカテーテルが進まないときは、四肢の角度を変える、あるいは挿入血管の走行に沿って指でなでることにより挿入できる場合があります。

注意！ カテーテルの破損予防のため、金属製の鑷子は使用しません。

点滴管理（末梢挿入式中心静脈ライン）

観察のポイント

p.69「点滴管理（末梢静脈ライン）」参照

起こりやすい合併症と注意点

合併症	注意点
①カテーテル関連血流感染症	・留置時の手指衛生、皮膚の消毒、カテーテル操作時の無菌操作を順守する。 ・ラインの交換は、96時間以上の間隔をあけ、少なくとも7日ごとに行う。輸血や脂肪製剤の投与中は24時間以内の交換が推奨されている。 ・薬剤投与時にポート部分のアルコール消毒を行い、乾燥させる（p.83「⑥感染予防」参照）。
②心タンポナーデ	・超音波検査の所見を確認し、循環動態の急速な変化の有無を観察する。
③胸水・腹水	・横隔膜神経麻痺に移行する可能性があることに留意する。 ・X線所見の確認を行い、急速な呼吸状態の変化の有無を観察する。
④血栓症	・超低出生体重児、早産児、下大静脈留置、長期カテーテル留置が原因としてあげられる。 ・血小板の減少、四肢の色調の変化・左右差の有無を観察する。 ・カテーテルの固定状況、および固定や体位によるルートの閉塞の有無を確認する。 ・シリンジポンプは微量投与であるほど、閉塞警報の作動時間が延長する。基液などの残量アラームが鳴った時点でシリンジを交換する。 ・シリンジのサイズが大きくなるに従い閉塞警報の作動時間が延長する。流量を考えた適切なシリンジを使用することで輸液が停滞している時間を減らす。
⑤カテーテル先端位置の異常	・X線撮影時は、カテーテルの先端位置に変化がないか確認する。また、固定状況に変化がないか注意して観察する。
⑥カテーテル抜去困難	・抜去時の抵抗の有無、抜去したカテーテルの長さや先端を確認する。
⑦シリンジ交換や点滴の内容変更時、ルート交換時の血圧変動	・循環作動薬に血圧が依存している場合に見られる。 ・指示変更時の確認（流量や輸液内容がどのように変更されているか）により、どこまでルートを変更するか、流量をいつ変更するかについて検討する。 ・シリンジポンプの特性を知り、プライミングし、安定した注入圧力が得られた状態でシリンジポンプごと交換する（p.67「❸ 循環管理とケア」参照）。

看護のポイント

- 三方活栓の向きなどによるルートの閉塞やゆるみによる逆血などの有無を確認しやすいように、保育器内のルートを整理します。
- 点滴挿入、点滴内容変更、流量変更、シリンジ交換、ルート交換時には2人でルートの確認を行います。

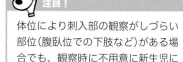

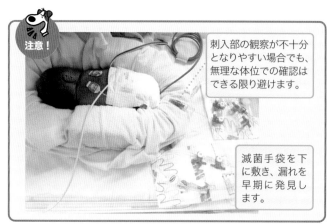

注意！ 刺入部の観察が不十分となりやすい場合でも、無理な体位での確認はできる限り避けます。

注目！ 体位により刺入部の観察がしづらい部位（腹臥位での下肢など）がある場合でも、観察時に不用意に新生児に触れたり、無理な体位での確認を行ったりしないようにします。

滅菌手袋を下に敷き、漏れを早期に発見します。

- 体重測定の際などに、ルートが引っ張られることがないように、ルートの一部を看護師の腕に掛けて移動するか、あるいはあらかじめ届く範囲にポンプを移動します。
- ラインの抜去時は剥離剤を用いてテープを除去します。アルコール綿などで刺入部を押さえながら、末梢に向かって抜去します。その後、剥離剤を清浄綿で除去し、止血を確認してから乾綿で固定します。24時間は刺入部の観察を継続し、問題がなければ終了します。

輸液管理の実際（末梢動脈ライン）

目　的

- 観血的血圧モニタリングの方法です。
- 頻回な採血による侵襲を低減しながら動脈血を採取し、動脈血酸素分圧を把握します。
- 交換輸血などの瀉血（しゃけつ）を行います。

点滴ルートの作製（p.69「輸液管理の実際（末梢静脈ライン）」参照）

- ルート内に輸液を流す際、三方活栓や血圧トランスデューサー内に空気が残りやすいため、フラッシュデバイスをつまむ、または引っ張りながら先端を上に向け、軽く振動を加えて空気を抜きながら流します。

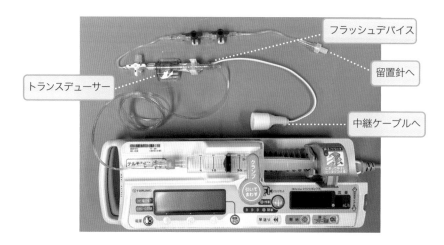

フラッシュデバイス

留置針へ

中継ケーブルへ

トランスデューサー

■ 挿入の介助 （p.69「点滴挿入時の動き」参照）

- 挿入が確認できれば、生体情報モニターの圧測定中継ケーブルを接続します。
- 生体情報モニターに、観血的血圧モニタリングの波形が表示され、ゼロ点校正終了後に血圧測定値が表示されます。

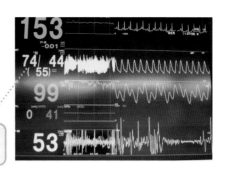

> 血圧表示
> （ ）内は平均血圧

🐾 点滴管理（末梢動脈ライン）

🐾 **観察のポイント**

- ☑ 波形や血圧値、および採血が可能かどうか。
- ☑ 血圧トランスデューサーが常に新生児の心臓の高さ（腋窩中線）に水平にあるか。

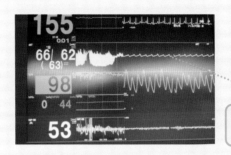

> 血圧がうまくモニタリングできていない。

■ ゼロ点校正

- 動脈ラインの導入時や圧測定中継ケーブルを付け直した後、波形がうまく出ないときなどに行います。

> 三方活栓のふたが不潔にならないように注意しましょう。

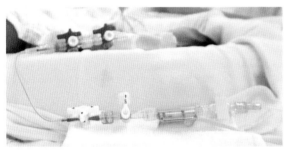

❶血圧トランスデューサーを新生児の心臓の高さ（腋窩中線）に固定します。

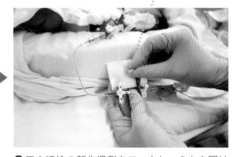

❷三方活栓の新生児側をロックし、ふたを開けます。

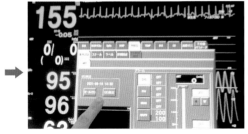

❸生体情報モニターのゼロ点校正を押します。

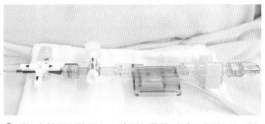

❹ゼロ点校正が終了し、波形と数値がゼロを示したのを確認し、三方活栓の向きを戻し三方活栓内の水分を拭い、ふたを閉めます。

看護のポイント

● 血圧の波形が表示されない、採血ができない、刺入部の固定テープに出血が見られるなどの症状がある場合は、出血や循環不全の可能性があるため、速やかに医師に報告し対応します。

● ラインの抜去時は、抜針直後に清潔な綿球などですぐに圧迫し、確実に止血が確認できるまでその場を離れないようにしましょう。

注意！ このような症状があるときは、早めに医師に報告します。

起こりやすい問題点の原因と対応

起こりやすい問題点	考えられること	対 応
・血圧波形がでない（波形が鈍となる）。 ・採血ができない。 ・刺入部のテープに出血している。	・血圧トランスデューサー内の空気の混入 ・波形スケールの調整ができていない。 ・ルートの閉塞（刺入部の先あたり） ・ルートの閉塞（血栓、血塊） ・針先が抜けかけている。 ・実際に新生児の血圧が下がっている。	・観察のポイントを参考に、ルートおよび刺入部を確認する。 ・ほかの循環不全症状を確認する。 ・血圧トランスデューサーを新生児の腋窩中線上に水平に置く。 ・ゼロ校正 ・固定の角度の調整

⑤ 新生児の行動観察とケアパターンの調整

新生児は、言葉で自分の思いを伝えることはできません。しかし、新生児のすべての「行動」が意思表示であり、そこには何らかの意味がある[1]と考えられています。新生児が発する「行動」を観察し、その意味を読み取り、一人ひとりの新生児のペースやリズムに合わせてケア行うことが求められます。また、新生児のさまざまなサインを読み取り、新生児とやり取りしながらケアを行うことを家族とともに行うことも大切です。

新生児の行動を観察する

● 新生児の行動には、「組織化された行動」と「組織化されていない行動」があります(p.20 1章「サブシステムによる生体のストレス反応(ストレスのシグナル)」「サブシステムによる生体の自己制御行動(安定化のシグナル)」の表参照)。

①組織化された行動：刺激のタイミング、複雑さ、強度が適切であれば刺激を受け入れた行動として現れる[2]。

②組織化されていない行動：外からの刺激が複雑すぎたり、強すぎたりする場合やそのタイミングが適切でない場合、刺激から離れたり避けようとする場合に現れる[2]。

● 新生児の行動に見られる安定化サイン、ストレスサインを観察します。

安定化サイン

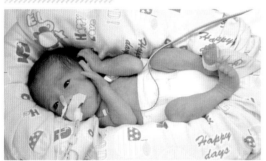

❶組織化された正中位志向
(屈曲位・仰臥位)

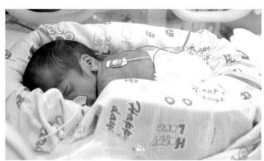

❷組織化された正中位志向
(屈曲位・腹臥位)

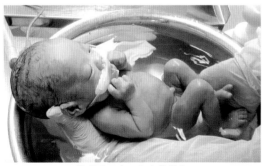

❸リラックスした姿勢と
調整された筋緊張(屈曲位)

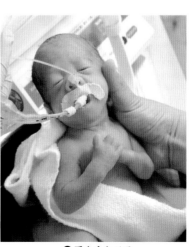

❹手を合わせる

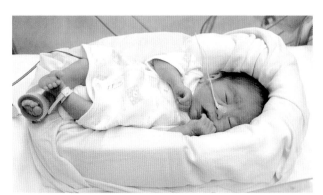

❺足を組む、手を口に持っていく

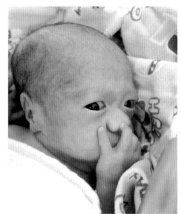

❻手を口に持っていく

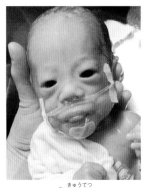

❼ 吸 嗽

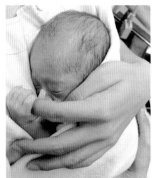

❽何かにつかまる

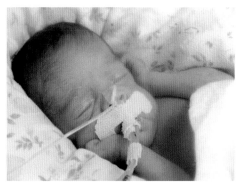

❾明確な睡眠状態

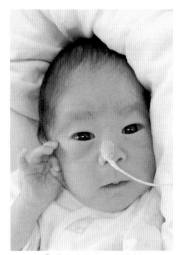

❿生き生きとした表情

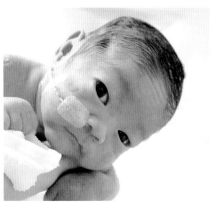

⓫焦点のあった敏活状態

ストレスサイン

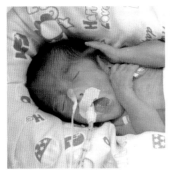

❶ あくび

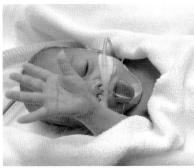

❷ 指を開く、片手を伸ばす
舌を伸ばす

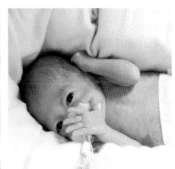

❸ 指を開く、顔を隠す
こぶしを握る

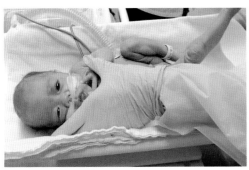

❹ 足を突っ張る

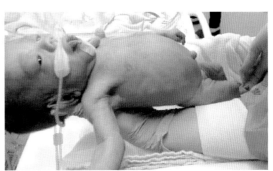

❺ 背中や首を反らす

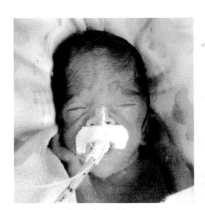

❻ 顔をゆがめる

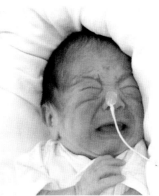

❼ 泣く

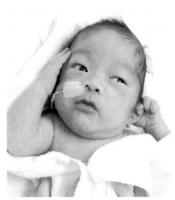

❽ 目をそらす

> **注目！　超早産児は生後72時間の管理が重要**
>
> 超早産児は、生後72時間の急性期は呼吸や循環の変動が起こりやすく、さまざまな合併症が起こりやすい時期です。まずは脳室内出血を起こさない、ということが第一の目標です。児のストレスを最小限に抑え、安静を保ち、バイタルサインの変動に注意します。この時期を乗り越えると、脳室内出血のリスクは下がります。　　　　　（Dr. 平田）

ストレスサインは、どうケアに生かすの？
新生児の行動を観察し、ストレスサインが現れたら、新生児が神経行動発達のサブシステム（自律神経系、運動系、状態調整系、注意・相互作用系、自己調整系）のバランスを保ちながら安定化へ移行し、自己調整できるよう支援します（p.19 1章「アルスの共作用理論」参照）。たとえば、体位変換中に顔をゆがめる、指を開くという行動が現れたとします。ストレスサインを認めたので、新生児にとって適切なケアができなかったと考えるのではなく、そのサインを受け止め、体位変換を中断します。そして包み込んだまま、安定化サインが現れ、ストレスサインが消失するのを待ってから体位変換を再開します。または、体位変換の速さを新生児のストレスサインを認めないようにゆっくりとするなどして、新生児の行動に合わせてケアを調整します。このように、新生児とやり取りしながらケアを行うということが、新生児の基本的信頼感の獲得を支えることにつながると考えます。

🐾 ケアパターンの調整 （p.21 1章「ケアパターンの調整」参照）

● 目的は、新生児へのストレスを軽減し、睡眠や休息を妨げないこと[3]です。ルーチンの指示や処置、看護ケアなどの予定を新生児の覚醒レベルや休息の時間、処置の緊急性などからアセスメントして調整します。

新生児の覚醒レベルを観察する （p.22 1章「BrazeltonによるStateの分類」参照）

● 新生児の睡眠-覚醒のリズムを観察し、State1（深睡眠）での介入はできるだけ避けるように調整します。

● ケアを行うタイミングはState3〜5が適している[4]といわれています。

● State1〜2のときに処置やケアが必要な場面もあります。

● 新生児の行動観察を行い、適切なケアを選択し、個々の新生児の反応に合わせたハンドリングでケアを行います。

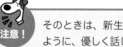
注意！ そのときは、新生児に突然刺激を与えないように、優しく話し掛けたりホールディングしたりするなどして、新生児にケアが始まることを伝え、急激にStateが変化しないような配慮が必要です。

注目！
必要なケアを適切なタイミングで行うためには、どの程度まとめて行うのか、今何が必要で、何を優先すべきであるかを常に考え、新生児の行動や反応を観察しアセスメントすることが必要です。

多職種との連携と調整

● 新生児の1日の予定（検査や処置、必要なケア）を確認します。

● 診察や超音波検査、採血などといった医師が行う処置についても医師とタイミングを調整します。

● 新生児の生活の質を保証するために新生児のいちばん近くでケアを行う看護師が、多職種間の連携を調整する役割を担うことが大切です。

注意！ 体位変換のタイミング
例えば、体位変換を行い、腹臥位になったばかりの新生児を、超音波検査のためにすぐに仰臥位に体位変換すると、新生児の睡眠や休息を中断することになります。処置や検査・診察などのタイミングを医師や検査技師などと調整することが必要です。

親子のやり取りを支援していくということ[5]
看護師が、家族とともに新生児の反応をみながら、児とやりとりをしながらケアを行うことで、家族が児のサインを読み取りやすくなり、新生児によりかかわりやすくなります。新生児に合わせたケアをすることで、新生児はより安定した状態を示し、家族は新生児の発達を支えることができていると実感でき、発達していくわが子の姿に支えられることで関係性を築いていきます。また、わが子が大事にケアされているということは、家族の罪悪感や傷つきを癒していくことにつながっていきます。

⑥ 感染予防

新生児は無菌状態で出生し、出生時の産道通過や母親からの育児ケアを通じて、常在細菌叢を獲得していきます。しかし、NICUに入院して母子分離を余儀なくされる早産児や疾病新生児は、母体由来の正常細菌叢の獲得が困難であり、免疫機能の未熟性から感染に弱く、重症化しやすいという特徴があります。

🐾 標準予防策（スタンダード・プリコーション）

- 感染症の有無にかかわらず、すべての患者に対して行う必要があります。
- 新生児のケアの状況から、医療従事者に血液や体液汚染のリスクがある場合は個人防護具を使用します。

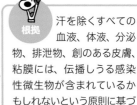

根拠 汗を除くすべての血液、体液、分泌物、排泄物、創のある皮膚、粘膜には、伝播しうる感染性微生物が含まれているかもしれないという原則に基づく感染予防行為です[1]。

注目！ 新生児感染症の特徴
① 易感染性、② 致命率が高い、③ 母児感染、④ 非特異的症状があげられ、感染症対策は予防的管理と組織的な取り組みが重要になります。

🐾 手指衛生

- 医療行為により、手指は汚染され、汚染された手指を介して病原性微生物が伝播するため、手指衛生は交差感染防止の意味で最も重要です。
- 新生児にかかわる他職種を含め、手洗い方法の確認を行い、洗い残しの部位がないか、手指衛生のタイミングが適切かなど、一人ひとりが自分自身の傾向を知り、実践していくことが必要です。

注意！ 手指衛生の5つのタイミング
- 新生児に触れる前
- 清潔または無菌操作の前
- 体液曝露した可能性があった後
- 新生児に触れた後
- 新生児の環境に触れた後

擦式アルコール製剤による手指消毒の手順

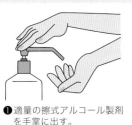
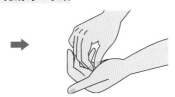
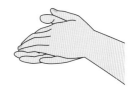

❶ 適量の擦式アルコール製剤を手掌に出す。

❷ 手掌にためたアルコール製剤に指先を漬け込み、消毒する。反対側の手掌に薬液を移し替えて同様に消毒する。

❸ 手掌全体をこすり合わせる。

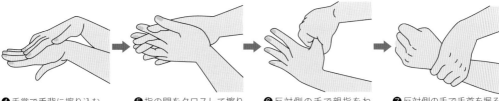

❹ 手掌で手背に擦り込む。

❺ 指の間をクロスして擦り込む。

❻ 反対側の手で親指をねじり、擦り込む。

❼ 反対側の手で手首を握るようにし、肘まで擦り込む。

（文献2を参考に作成）

手洗い方法の特徴および注意点

石鹸と流水による手洗いと擦式アルコール製剤の併用	・指先から前腕まで手洗い方法に従い、洗い残しがないように洗う。 ・ペーパータオルで押さえ拭きを行い、水分を十分拭き取ることが必要である。 ・一定時間以上行わないと効果が出ないため、頻回の手洗いが手荒れの原因となる。 ・オムツ交換など、明らかに有機物に触れる危険性が高い処置後には必ず実施する。
擦式アルコール製剤のみ	・手指の付着菌を明らかに減少させ、ベッドサイドで容易に行える。 ・1回に使用する量を厳守し、全体が乾燥するまで十分擦り込む。 ・バチルスなどの芽胞菌や一部のウイルスには、アルコール製剤のみでは不十分である。

🐾 個人防護具の着脱の手順

- 着ける手順：ガウン・エプロン ➡ マスク ➡ ゴーグル ➡ 手袋
- 脱ぐ手順：手袋 ➡ ガウン・エプロン ➡ ゴーグル ➡ マスク

注意! それぞれの防護具を脱ぐごとに手指衛生を行います。

🟦 手袋の着脱（着け方）

- 手袋を取り出す前に手指衛生を行います。
- 手袋の清潔な部分に触れないように注意して装着します。

🟦 手袋の着脱（脱ぎ方）

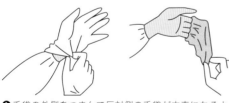

❶ 手袋の外側をつまんで反対側の手袋が中表になるようにして外します。

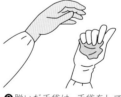

❷ 脱いだ手袋は、手袋をしている手に丸めて握ります。

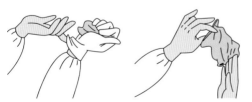

❸ 手袋を外した手で、手袋の外側を触れないように注意して中表になるように脱ぎます。

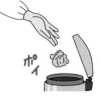

❹ 手袋を捨てます。

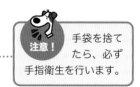

注意! 手袋を捨てたら、必ず手指衛生を行います。

（文献2を参考に作成）

■エプロンの脱ぎ方

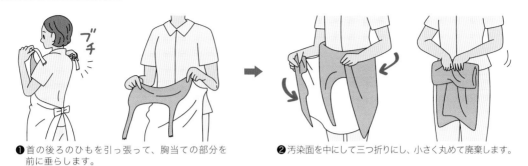

❶首の後ろのひもを引っ張って、胸当ての部分を前に垂らします。

❷汚染面を中にして三つ折りにし、小さく丸めて廃棄します。

（文献2を参考に作成）

■ ガウンの脱ぎ方

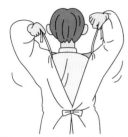

❶ガウンの首ひもをほどきます。

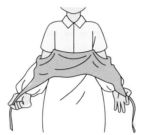

❷汚染面に触れないように前に垂らします。

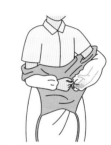

❸片方の手をもう片方の袖の内側に入れて、袖から腕を少し引っぱって抜きます。

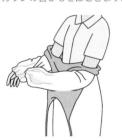

❹袖の中に腕を抜いた方の手で、もう片方の袖を持ち、手を抜きます。

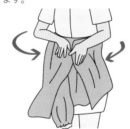

❺腰ひもをほどき、汚染している面が中になるように三つ折りにします。

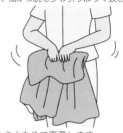

❻小さく丸めて廃棄します。

（文献2を参考に作成）

■ マスクの着脱

- マスクの着け方：マスクは、顎から鼻を覆うように装着します。
- マスクの外し方：マスクの表面に触れないように注意して、ゴムひもをつまんで外します。

🐾 日常ケアにおいて気をつけること

■ 看護者自身の体調管理および手荒れの予防

- 発熱、咳嗽、発疹、下痢、嘔吐、眼の充血などの症状があれば勤務前に相談します。
- 手荒れを起こした皮膚は防御機能が低下するため、ハンドクリームなどで手荒れを予防します。

■ 面会者の健康状態の確認、感染予防に対する指導、家族への説明

- NICU入室前に感染症状がないことを確認します。
- 手指衛生の方法、タイミングについて説明します。
- ホールディングや口腔内母乳塗布など、新生児の状態に応じて家族の参加を促す説明を行います。

 注目！　多胎の場合

個々に一人ずつ手指衛生の必要があることを説明します。

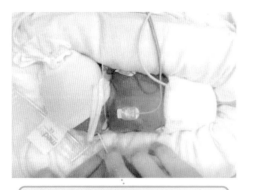

母乳を綿棒に含ませ、口腔内に塗布します

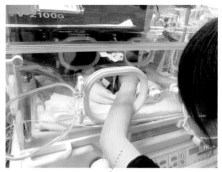

抱っこやカンガルーマザーケアが難しい場合であっても、家族が新生児の状態に応じてホールディングすることで常在細菌叢の獲得につながります。

根拠 常在細菌叢の獲得

常在細菌叢は、ほかの細菌と生息する場所を競合し、ほかの細菌の発育に必要な栄養素を吸収して発育を阻止する物質を産生するなどして、病原微生物の生体への侵入を防ぎます。

これも覚えておこう！

常在細菌叢獲得のため早期から実施すべきケア
- 母子接触の機会を増やします（カンガルーマザーケア、タッチング）。
- 早期授乳（口腔内、腸管内）と母乳哺育を継続します。
- ビフィズス菌製剤の投与を行います。
- 抗生物質の使用は最小限にします（グラム染色や培養結果によるモニタリング）。
- 処置前後の手指衛生を徹底します。
- 物品の個別化や消毒、日常清掃を行います。

（文献3より引用改変）

■ オムツ交換時

- プラスチック手袋を着用します。
- 使用後のオムツはすみやかにビニール袋に入れ、新生児の環境の汚染を予防します。

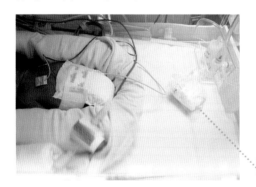

注意！ 保育器の足側の手窓から、使用済みのオムツを取り出すようにします。

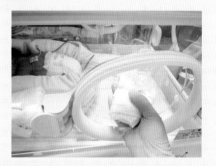

使用後のオムツはビニール袋に入れます。

■ 沐浴槽の清掃・体重計の清拭

- 沐浴後の沐浴槽は浴用洗剤を用いて湯あかを確実に落とし、水分を乾燥させる時間を設けます。
- 体重計など共有するものに関しては、新生児の保菌状態に応じて使用する体重計を限定します。

■ アラームへの対応

- 生体情報モニターのアラームを消去する場合には、手指衛生後に行います。
- ケアの途中で消音したいときなどは、リモコンを活用することもできます。

■ 保菌状態に応じた新生児の固定と配置

- 監視培養結果から保菌状態に応じて受け持ち新生児の固定や新生児の配置を考えます。
- 監視培養結果に基づいて、X線撮影や眼科診察の順番を決定します。
- 可能な限り、同じ菌を有している新生児を一緒に担当します。

■ 日常的な環境の清掃

- 保育器の清掃手順や周囲環境の清掃、各種物品の交換頻度や手順を順守します。
- 保育器の手窓や医療機器のスイッチなど、高頻度接触部位は環境清拭用クロスで、勤務帯に、少なくとも1回以上は清拭します。

注意！ 床に落ちた物品は、洗浄できないものは使用しないようにします。

■ 血流感染の予防

- 閉鎖式ルートからの側管注射の際には、三方活栓のポート部分を指で触れないようにアルコール綿で清拭し、乾燥させてから行います。

注意！ ルート刺入部の固定や接続を確認し、異常があれば医師に報告します。

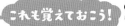

**物品の個別化や
ディスポーザブル物品を使用**
聴診器などバイタルサインの計測に必要な物品は、個人別に準備します。

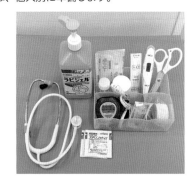

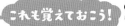

**コード類や
配管などの整理**
各種コード類や
配管などが床に
つかないように
整理します。

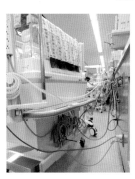

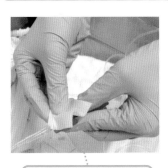

三方活栓のポート部分をアルコール面で擦るように清拭し消毒します。

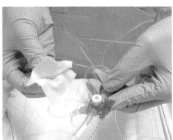

消毒後は、乾燥するまで待ちます。

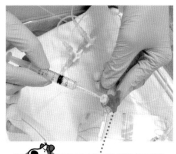

注意！ ポート部分に指が触れないように注意してショットします。

🐾 新生児の症状観察のポイント

- 非特異的症状を観察します。いつもと違うと気づくことが大切です。

☑ 活気がない。　　☑ 顔色がさえない。　　☑ 無呼吸発作の増加　　☑ 下痢、嘔吐、胃内残渣の増加
☑ 哺乳意欲がない。　☑ 皮膚症状（発赤、湿潤、水疱、びらんなど）の有無

新生児は自ら症状を訴えることができないため、状態を確実に見極め、適切に対応することが求められます。日常の観察から得られる情報とさまざまな検査結果を確認することで、より適切な状態での管理や治療が可能になります。しかし新生児にとって、検査は侵襲を伴うものであり、目的や方法を理解して侵襲を軽減していくことが求められます。

検査時の看護のポイント

- 患者名、検査目的、検査部位を確認し、必要物品を準備します。
- 家族への説明（目的、方法、結果がわかる時期など）を行います。
- 新生児の覚醒状況を観察し、優しいハンドリングで睡眠状態が急激に変化しないようにします（検査の時間に合わせた体位変換など、ケアパターンを調整します）。
- 医師や技師とコミュニケーションをとり、侵襲が最小限となるように協力します。

NICU内でよく行われる検査と看護

X線検査

- 肺野、心血管系、縦郭、横隔膜、腹部（消化器症状）、骨、体壁（浮腫）や各種チューブの挿入位置の確認に用いられます。

❶仰臥位、正中位に姿勢を整える[1]

- 胸部の心電図の電極や経皮モニターは湿らせた綿花でやさしく取り除き、酸素飽和度のモニターで状態を確認します。

根拠 気管挿管中の新生児の場合は、口元まで撮影していると、所見を確認する際に撮影時のチューブの固定位置が適切であったかどうかの判断が容易になります。

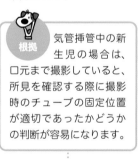

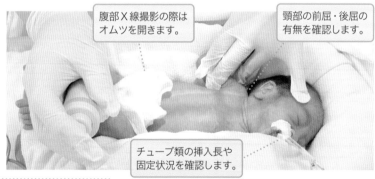

腹部X線撮影の際はオムツを開きます。

頸部の前屈・後屈の有無を確認します。

チューブ類の挿入長や固定状況を確認します。

❷X線フィルムを出し入れする

- 保育器の前面パネル（カセット挿入口）を開け、X線フィルムの挿入や取り出しの介助を行います。
- チューブ類の位置を確認しながら付き添います。

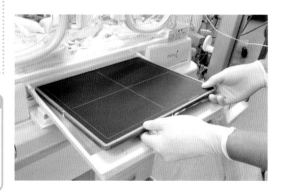

注目!

保育器にカセット挿入口がない場合は、処置窓を開けてカセットを挿入する際に、対流による体温の変動が最小限になるように、掛け物を使用して新生児を保温します。

❸ 撮影する

- 前面パネルを閉じ、保育器の遮光カバーを外して撮影します。開放型保育器を使用している場合は、熱源を横にスライドさせます。
- 面会中の家族には、撮影時は新生児から離れた場所で待機するように説明します。

❹ 終了後にモニターを装着し、体位を整える

- アラーム停止を解除したことを確認します。

❺ 撮影後の所見を医師とともに確認する

注意！ 遮光カバーを外す際は、覚醒状態や週数を考慮し、急激な照度の変化がないようにアイマスクの使用などを配慮します。

注意！ 30cm離れれば、被曝の心配はない（正面撮影の場合）[2]といわれていますが、介助が必要な場合は、プロテクターを着用します。

📗 毛細血管血採血

- 血糖や血液ガス分析、血清総ビリルビン値測定など少量の検体で検査を行う場合に足底から採血を行います。
- 手技により溶血や凝血、組織液の混入を起こしやすく、ヘマトクリット、カリウム、ビリルビンの値がそれぞれ高値になることがあります。

必要物品

❶ 必要物品を準備する

① 血糖測定器（必要時）
② 全自動型ランセット、採血用ガラス管、アルコール綿、止血用綿球
③ シールパテ

❷ 踵を固定する

- 良肢位を保持し、踵を固定します。

注目！ 痛みを伴う処置であるため、処置のタイミングを考慮し、生理学的変化、行動学的変化を観察します。

❸ アルコール綿で穿刺部位を消毒し、乾燥後に穿刺する

- 腓腹部から踵方向に少し力を入れて皮膚を緊張させ、軽くうっ血させます。骨髄炎や瘢痕形成などの合併症の予防のため、踵の骨を避け、2mm以内で穿刺します。
- 出てきた血液が表面張力によって盛り上がったところをガラス管で吸引します。血液が出にくい場合、いったん力を抜いて、再度固定をします。
- 検査項目により必要量が異なるため、<u>必要最小限の採血</u>を行います。

踵の固定方法

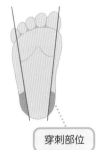

穿刺部位

ポジショニングを継続し、良肢位を保持した状態で穿刺する

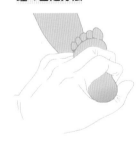
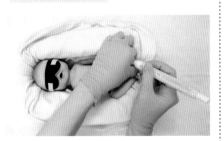

❹ 圧迫し、止血する

- 綿球などで圧迫して止血を行います。

注意！
- 毛細管（キャピラリー）採血で、すぐに検査できない場合は血液が流出しないように、採血用ガラス管の先端を保持しながらシールパテを行います。
- 可能な限り溶血を防ぐため遮光しておきます。

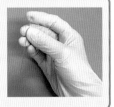

経皮ビリルビン濃度測定

- 経皮ビリルビン濃度測定には、経皮黄疸計を使用します。

根拠 皮膚損傷の予防と痛みのケアの一環として採血の機会を減らし、スクリーニングの目的で経皮ビリルビン濃度の測定を行います。

- 測定部位は、胸部や背部などで、一定部位に統一します。
- 測定値は皮膚の色調に影響を受けやすいため、光療法を中止して1日以上たっていることを確認してから、行います。

測定器の電源を入れ、測定部位に垂直に優しく押し当てる

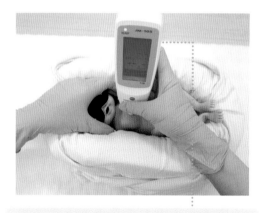

片方の手で頭部を包み込み、新生児が把握できるなど、安定化サインが継続した状態で過ごせるよう支援します。

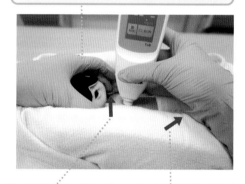

測定プローブを測定部位に垂直に当て、「カチッ」と音がし、発光するまでゆっくりと軽く押します。

この左手の指を新生児が握れるようにサポートしています。

ポジショニング用具を支点にして経皮黄疸計を持ち、測定時に新生児が受ける圧力や衝撃を軽減します。

注意！ ビリルビン値が急上昇しているときや基準線に近づいた際には足底採血を行い、ビリルビン値を確認します。

採　尿

- 尿生化学検査は腎機能の評価、疾患の診断、体液バランスの評価のために行います。

❶必要物品の準備
- 検査目的に合ったスピッツを用意します。
- 新生児の在胎期間、日齢、活動性に応じた採尿バッグを選択し、採尿袋の余分な粘着面をカットします。
- 超低出生体重児の場合は、採尿バッグと経皮ガスモニターに用いる両面テープを用いた採尿バッグを作製します。

採尿バッグ

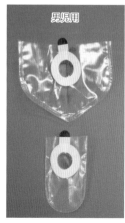
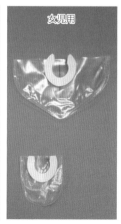

男児用　　女児用

（文献3より転載）

❷採尿バッグの貼り方

● 陰部や肛門周囲を清浄綿で清拭し、乾燥させます。

● 採尿バッグが肛門にかからないように貼付します。

● 男児の場合、採尿バッグに陰茎を挿入します。

男 児

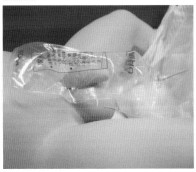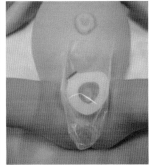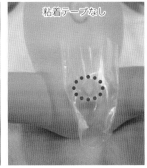

（文献3より転載）

● 女児の場合、採尿バッグを肛門側から会陰部のくぼみに密着させるように貼付し、大陰唇を覆うように粘着面を密着させます。

● 採尿バッグを貼付する際、少し袋を膨らませて貼付すると、尿がたまりやすくなります。

> **注目！**
>
> ガーゼを用いた採尿方法がありますが、定性検査の場合のみこの方法を用いることが可能です。

女 児　　　　　　　　　　　　　　**ガーゼを用いた採尿**

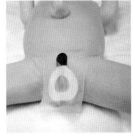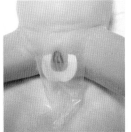　　　　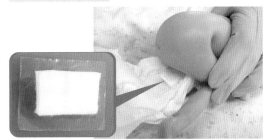

（文献3より転載）　　　　　　　　　　　　　（文献3より転載）

❸採尿バッグ装着後のケア

● 良肢位を保持します。

● 尿の貯留があれば、ゆっくりと採尿バッグを剥がし、皮膚の状態を観察します。

● 採尿バッグ内の尿をシリンジで吸い上げ、スピッツに入れふたをして検査に提出します。

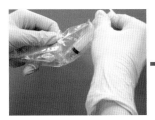 →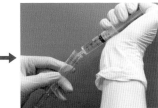

> **注目！　検査に使用する尿**
>
> 尿は新鮮尿による検査が望ましく、検査まで時間を要する場合は冷蔵保存します。

📘 培養検査

● 新生児の保菌状態の把握、抗菌薬の感受性の確認、適切な抗菌薬を選択するために行います。

● 検体採取は、気管分泌物、血液、髄液、鼻腔、咽頭、便、尿、皮膚、各種カテーテルなどから行います。

> **注意！　抗菌薬投与が開始される場合**
>
> 抗菌薬投与前に検査を行います。

気管分泌物の採取方法

- Yコネクターや呼吸器との接続コネクターを左手で固定しながら、挿入長を確認して吸引を実施します。
- 新生児の状態に応じて2人で実施するなど、酸素化の回復がはかれるように注意し、必要時用手換気を行います。
- トラップ付きカテーテルを外してふたをする際は、ふたの内側に触れないように注意します。

閉鎖式吸引の場合

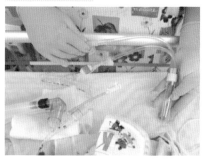

（文献4から転載）

開放式吸引の場合

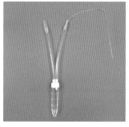 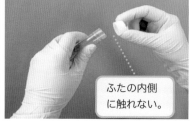 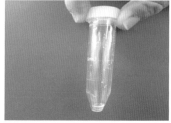

ふたの内側に触れない。

咽頭・鼻腔からの採取方法

- 新生児を仰臥位とします。スワブの輸送管に入る部分は触らず、スワブの先端も検査部位以外の部分に触れないようにするために、ポジショニング用具などを用いて安楽な体位をとります。

注意! 嘔吐を避けるため授乳直後は避け、粘膜を強くこすらないようにします。

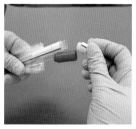 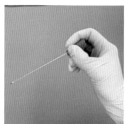 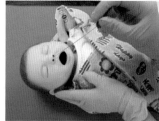 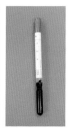

便の採取方法

- スワブの輸送管に入る部分は触らず、スワブの先端も検査部位以外の部分に触れないようにし、排便後のオムツからまんべんなく検体を採取します。

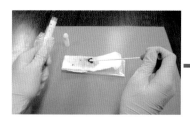

🔲 眼底検査

- 未熟児網膜症は、早産児の未熟な網膜血管の発育過程で見られる血管増殖性疾患であり、網膜剥離や失明の原因となるためスクリーニングが行われます。
- そのほかの先天性疾患に伴う眼底疾患の診断のため眼底検査が行われます。

❶必要物品を準備する

- ❶診察用スコープ
- ❷点眼薬
- ❸レンズ
- ❹鉤
- ❺開瞼器

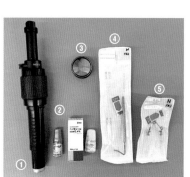

❷検査前に両眼に点眼薬で散瞳と表層麻酔を行う

● 点眼の30分前には、点眼薬を室温に戻しておきます。

● 検査開始までに散瞳していることを確認します。

点眼後は鼻涙管を押さえ、余分な点眼薬を拭き取ります。

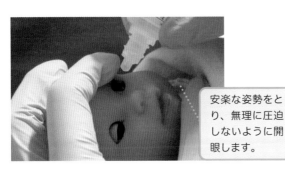

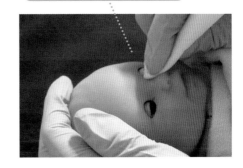

安楽な姿勢をとり、無理に圧迫しないように開眼します。

❸検査時は周囲へ声を掛け、室内の照度を落とす

● 眼科診察がない新生児も観察が不十分になるおそれがあるため、モニタリングや観察が必要です。

● 眼底検査直前に体重測定などの新生児の負担になりやすいケアが重ならないようにします。

注目！

家族は、検査中の新生児の啼泣やアラーム音によって、不安が増強しやすいので、家族への声掛けや十分な説明を行います。

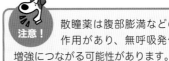注意！ 散瞳薬は腹部膨満などの副作用があり、無呼吸発作の増強につながる可能性があります。

注意！ 人工呼吸器を使用している場合は、回路の固定位置に注意します。

検査時のケア

● 活動性や在胎週数に応じて、上肢が出ないようにくるみます。ケアは2人で行い、一人は保育器の背面または下肢から頭部を正中に固定します。

保育器収容時（人工呼吸器使用の場合）

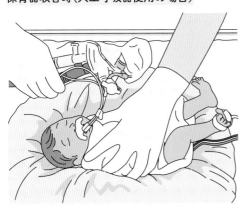

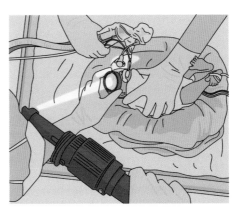

● もう一人の介助者は新生児の頭側に立ち、開瞼器と鈎の準備、医師が固定した位置で鈎を保持するなどの介助を行います。

● 心電図モニターで新生児の状態を確認し、徐脈時は医師へ声を掛け、診察の中断を依頼します。

コット保育児の場合

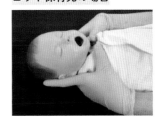

8 光療法

新生児期は、赤血球の寿命が短く、溶血に伴いビリルビンが産生されます。しかし、新生児では肝臓でのビリルビン抱合を行う酵素の活性が低いことや、ビリルビンの腸肝循環などの影響により高ビリルビン血症となり、黄疸が生じやすくなります。高ビリルビン血症から、中枢神経障害であるビリルビン脳症(核黄疸)への進展を予防する目的で、安全性と有効性から光療法を行います。

光療法の基準と確認方法[1、2]

❶ 血中のビリルビン値を用いて、治療の必要性を判断します。

❷ 血中ビリルビン値を医師と一緒に確認します。

❸ 医師の指示を確認し、光療法を開始します。

注目！

値を確認するときは、出生体重や出生時間、検査時間、基準線が適正に選択されているかどうかを確認します。

村田・井村の治療基準

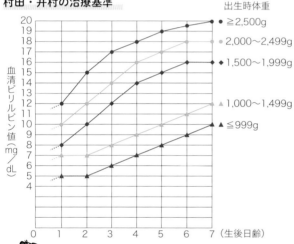

出生時体重
● ≧2,500g
● 2,000〜2,499g
◆ 1,500〜1,999g
▲ 1,000〜1,499g
▲ ≦999g

次の核黄疸発症の危険因子がある場合は
一段階低い基準線を超えた時に光療法を考慮する。
① 周産期仮死(5分後アプガースコア<3)
② 呼吸窮迫(PaO$_2$≦40mmHgが2時間以上持続)
③ アシドーシス(pH≦7.15)
④ 低体温(直腸温<35℃が1時間以上持続)
⑤ 低蛋白血症(血清蛋白≦4.0g/dLまたは血清アルブミン≦2.5g/dL)
⑥ 低血糖
⑦ 溶血
⑧ 敗血症を含む中枢神経系の異常徴候

(井村総一. 新生児黄疸の治療 光線療法の適応基準と副作用の防止. 日本臨床. 1985. 43. 1741-8. より転載)

根拠 NICUでの黄疸管理

すべての新生児は、生後早期にある程度の黄疸を認めますが、生理的な範囲を超えた病的黄疸として、生後24時間以内に肉眼的黄疸が認められる早発黄疸、ビリルビン値が正常域を超えて高い重症黄疸、黄疸が長引く遷延性黄疸があります。ビリルビンの神経毒性(慢性ビリルビン脳症)によりアテトーゼ型の脳性麻痺や聴覚障害、知的障害などの重篤な後遺症がみられることがあります。光線療法などの新生児黄疸管理の進歩により慢性ビリルビン脳症は正期産児では稀となりましたが、現在でも超早産児での発症の報告があり、在胎週数・修正週数を考慮した黄疸管理も提唱されています[1、2]。

(Dr. 平田)

神戸大学(森岡)の治療基準

在胎週数または修正週数	TB (mg/dL)						UB (μg/dL)
	<24時間	<48時間	<72時間	<96時間	<120時間	≧120時間	
22〜25週	5/6/8	5/8/10	5/8/12	6/9/13	7/10/13	8/10/13	0.4/0.6/0.8
26〜27週	5/6/8	5/9/10	6/10/12	8/11/14	9/12/15	10/12/15	0.4/0.6/0.8
28〜29週	6/7/9	7/10/12	8/12/14	10/13/16	11/14/18	12/14/18	0.5/0.7/0.9
30〜31週	7/8/10	8/12/14	10/14/16	12/15/18	13/16/20	14/16/20	0.6/0.8/1.0
32〜34週	8/9/10	10/14/16	12/16/18	14/18/20	15/19/22	16/19/22	0.7/0.9/1.2
35週以降	10/11/12	12/16/18	14/18/20	16/20/22	17/22/25	18/22/25	0.8/1.0/1.5

修正週数に従って、治療基準値が変わる。TB：総ビリルビン、UB：アンバウンドビリルビン
血清TB値、UB値の基準値は、出生時週数と修正週数で表に従って判定する。表の値は、Lowモード光療法(LowPT)/Highモード光療法(HighPT)/交換輸血(ET)の適応基準である。

(Morioka, I. Hyperbilirubinemia in preterm infants in Japan：New treatment criteria. Pediatr Int. 2018, 60, 684-90. より転載)

これも覚えておこう！

モニタリングを退院時まで継続する

早産児の黄疸は出生後2週間以上経過してからも増強する可能性があるため、早産児では生後2週以降もNICUを退院するまでビリルビンのモニタリングをすることが望ましいです[3]。そのため、退院時までできる限り（週1回は）モニタリングを継続することが必要です。

🐾 母体情報と出生時情報の確認

病的黄疸を引き起こす要因

母体側リスク	家族歴	分娩時リスク	新生児側リスク
• Rh不適合 • ABO不適合 • 妊娠中の感染症 • 与薬内容 • 糖尿病	• 黄疸歴 • 肝疾患 • 代謝異常 • 遺伝性溶血性貧血 • 血液型不適合 • 体質性黄疸	• 早産 • 前期破水 • 羊水混濁 • オキシトシン誘発分娩 • 臍帯結紮の遅れ • 仮死 • 低酸素症 • 吸引分娩(頭血腫、帽状腱膜下出血)	• 仮死 • 低酸素症 • アシドーシス • 新生児敗血症 • 頭血腫 • 胎便排泄遅延 • 哺乳量減少 • 貧血、多血 • 肝脾腫

(文献2より引用改変)

🐾 光線療法器

- 光エネルギーにより、ビリルビンをグルクロン酸抱合することなく水溶性に変化させて胆汁および尿中に排泄させ、体外への排泄を促します。

注目！

光線療法の効果は、光エネルギーの強さや照射面積、光源からの距離に反比例します。

- 光線療法器は、発光ダイオード(LED)光線療法器が普及しており、スタンドタイプ、スポットタイプ、パッドタイプがあります。LEDライトの場合は、1万時間を目安に交換することが推奨されています。

看護のポイント

- 必要物品(光線療法器、アイマスク)を準備します。
- 適切な照度を得るために、新生児から約30cmの高さになるように高さや角度を調整します。
- LowモードとHighモード(強化光療法)の設定を確認します。

スタンドタイプ

スポットタイプ

注意！ 開放型保育器の場合、熱源を妨げないように注意して配置します。

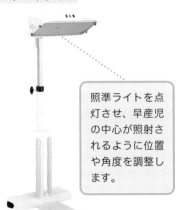

照準ライトを点灯させ、早産児の中心が照射されるように位置や角度を調整します。

保育器のフード上面に照射部を合わせます。

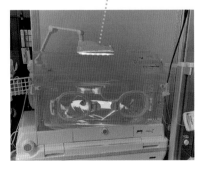

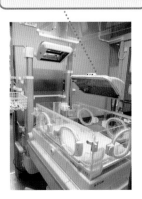

目や性腺の保護および酸素飽和度モニターのセンサーの遮光

- アイマスクは、鼻にかからない大きさや形を選択します。
- 皮膚保護剤を使用し、着脱が可能な固定を行います。
- 角膜損傷予防のため、目を閉じていることを確認して装着します。
- オムツを使用し性腺を保護します。
- 酸素飽和度モニターのセンサーは感知不良を防ぐために、カバーを使用し遮光します。

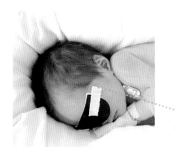

皮膚損傷予防のため、テープは皮膚保護剤からはみ出さないようにする

 注意！
- アイマスクを外すときは、テープ部分のみを外します。
- ビリルビンを測定している時期は、皮膚保護剤は剥がさないようにします。

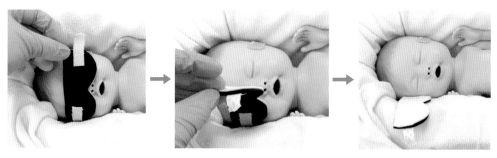

照射面積を増やすための工夫

- オムツの使用は最小限とします。

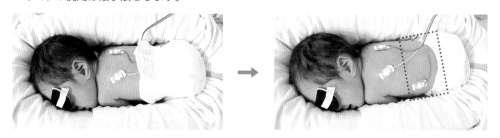

- 呼吸・循環動態、腹部症状を考慮し、可能であれば体位変換を行い、照射部位を変えます。

仰臥位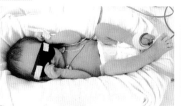

側臥位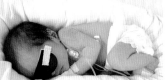

腹臥位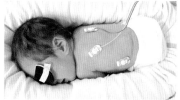

 注意！ 光療法中も身体境界域を認識し、良肢位を保持できるポジショニングを継続して行います。

光療法中・終了時の体温管理

- 光療法中は、光エネルギーにより体温や保育器内温度が上昇する場合があります。定期的(2〜3時間ごと)に体温測定を行い、体温の変化を予測して保育器内温度の調整を行います。
- コットで光療法を行う場合は、脱衣により室温の影響を受けやすくなるため、体温の低下が予想される場合は、保育器へ移床し保育器内で光療法を行います。
- 光療法終了後は、光療法開始前の保育器内温度を参考に保育器内温度などの調整を行います。

根拠 急激な環境温度の変化に注意し、定期的(2〜3時間ごと)に体温測定を行い、保育器内温度だけでなく、掛け物や着衣を併用しながら調整します。

周囲の光環境への配慮

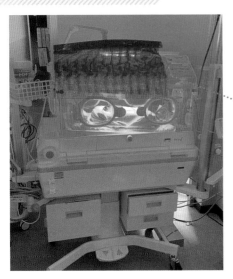

- 遮光のため、カバーやスクリーンなどを使用します。

注意！ 遮光カバーを使用するときは、放熱ファンや通気口をふさがないように注意しましょう。

家族への説明

- 新生児の生理的特徴、効果的に行うための脱衣、アイマスクの目的、母乳の使用などについて説明を行います。
- 治療に関することは医師が説明を行いますが、光療法中のケアについては看護師が説明します。

よくあるギモン
家族の面会中は、光療法は中断してもよいですか？
ビリルビン値に応じて、中断が可能か医師と相談して判断することが大切です。
また、家族の想いや意向、面会時間や面会の回数なども考慮して判断しましょう。

4章

新生児の日常ケアと観察のポイント

（大島 ゆかり）

① バイタルチェック

母体外生活への適応の評価、異常の早期発見のために行います。新生児の出生前情報、出生時情報、日齢(修正週数)、現在行われている治療などから成長過程や起こりうるリスクを予測して観察を行います。

🐾 全身の観察

● 必要物品は新生児1人に1セット準備し、アルコール綿で清拭します。個人用防護具(PPE)を使用します。

> 🐾 観察のポイント
>
> ☑ 仰臥位で観察するのが基本となる。腹臥位中心の生活を送り、体位変換による呼吸・循環への影響、体位による体温変動などがある場合は、測定時の体位がわかるようにしておく[1]。
> ☑ 新生児の覚醒状況を観察し、介入可能であることを確認する。覚醒状態への影響を最小限にできるよう、新生児の身体に触れないで観察できるところから始める。
> ☑ モニターのトレンド表示機能を利用し、一時的なバイタルサインの変動だけでなく、継続して観察することもアセスメントの指標として重要となる。
> ☑ バイタルチェック時だけでなく、日常ケア時(授乳や沐浴など)にも、観察を継続する。
> ☑ 新生児は重症になるまで症状が出ないことが多いので、「なんとなくおかしい(not doing well)」を見逃さないことが求められる(表の赤字参照)。

新生児の主な観察ポイント

		観察項目	注意すべき症状
行 動		表情、活動性の有無、自発運動の有無、啼泣の有無、泣き声	・苦悶様表情 ・甲高い泣き声、嗄声、唸り声 ・啼泣しない、弱々しい泣き方 ・眠りがち、まとまった睡眠がとれない ・急激な覚醒状態の変化や睡眠に移行しにくい ・授乳量が少ない、よくむせる、体重が増えない
四肢の状態		上下肢の屈曲や左右対称の姿勢、上下肢の長さのバランス、末梢冷感の有無	・左右非対称な姿勢、四肢短縮 ・低緊張、筋緊張亢進 ・多指や合指、猿線 ・内反足、外反足、股関節開排制限
皮 膚		皮膚色、チアノーゼの有無と部位、皮膚の黄染、胎脂の有無、体毛の有無、発赤、中毒疹	・蒼白、全身性のチアノーゼ、網状チアノーゼ ・生後24時間以内の黄疸 ・滲出液を伴う発疹やびらん ・血管腫
頭部・顔面		大泉門の状態、産瘤、頭血腫の有無と大きさ、骨重積、頭部と身体のバランス、特異的顔貌の有無、耳介の位置、音への反応の有無、眼脂の有無、結膜下出血、対光反射の有無、顎の大きさ、口腔内の粘膜症状	・大泉門の膨隆、緊満、陥没 ・頭囲が小さい、小額、耳介低位、副耳 ・両眼隔離、膿性眼脂や3日以上持続する眼脂、落陽現象 ・唇裂や口蓋裂、鵞口瘡、誕生歯や真珠腫
体 幹		臍帯の乾燥状況や周囲の発赤の有無、腹部症状の有無	・臍輪部の発赤、滲出液、湿潤 ・腹部膨満、腹壁色の悪化、触れると痛がる、腹壁に腸管の走行が目立つ ・腹鳴亢進または減弱、胆汁様嘔吐、泡沫状嘔吐 ・胃内残乳量の増加
呼 吸		呼吸数、呼吸音、呼吸様式、努力呼吸の有無、酸素飽和度の低下、変動の有無、上下肢差	・周期性呼吸や無呼吸発作(中枢性・閉塞性) ・呼吸音減弱や左右差、副雑音、吸気性または呼気性喘鳴 ・多呼吸、呻吟、陥没呼吸、鼻翼呼吸、シーソー呼吸
循 環		心音、心雑音、リズム不整、チアノーゼ、浮腫の有無、血圧、末梢冷感、四肢の動脈触知	・持続または増強する心雑音、不整脈、徐脈、頻脈 ・尿量の減少、多尿、全身性チアノーゼ、浮腫の増強 ・四肢冷感、体温不安定
排泄(外性器や肛門周囲)		外性器の形態、尿量、性状、肛門が確認できる、肛門から排便がある、便量、性状、色調	・性別が判定できない ・無尿、乏尿 ・尿道下裂、正期産児で陰嚢が降りていない(男児)、鎖肛 ・排便量が少ない、白色便、血便、下痢

注目！ not doing well

新生児は重篤な感染症でも発熱をきたすことが少なく、なんとなく元気がない(not doing well)、なんとなく皮膚色が悪い、急に無呼吸発作が増えた、などの状態で発見されることがあります。新生児の感染症は急速に重症化しやすいため、このような場合は迅速に対応する必要があります。それまでよく動いてSpO₂が変動しやすかった児が、あまり動かなくなって急にSpO₂の変動が少なくなる(安定しすぎている)、というのも、実は怪しいサインだったりします。　(Dr. 平田)

🐾 呼吸の観察

必要物品

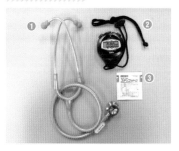

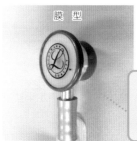
膜型

● ❶聴診器、❷ストップウォッチ、❸アルコール綿を準備します。

> 膜型聴診器は、呼吸音(高音)の聴取に適しています(p.32 2章「聴診器は、どうやって使い分けるの？」参照)。

正常測定値

● 40 ～ 50回/分

測定方法

❶ 安静時に測定します。

❷ 静かに新生児の胸腹部を露出し、胸腹部の動きで呼吸数、呼吸様式を1分間測定します。

❸ 聴診器を用いて、呼吸音を観察します。

> **注意！** 聴診器の膜部分の冷感を新生児に伝えないため、あらかじめ膜部分を保育器内に入れて温めておきます。

❹ 呼吸音は右上肺野、左上肺野、さらに右下肺野、左下肺野の順で左右の肺を対称的に聴診します(図、前ページ表中の「呼吸」参照)。

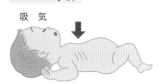
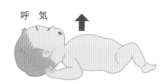

呼吸音聴取部位[2]

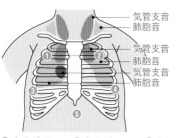

気管支音
肺胞音
気管支音
肺胞音
気管支音
肺胞音

❶右上肺野　❷左上肺野　❸右下肺野
❹左下肺野　❺心窩部

陥没呼吸がみられる部位[3]

胸骨上窩
肋間
剣状突起

シーソー呼吸[3]

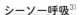

吸 気

呼 気

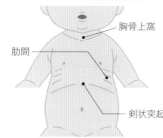
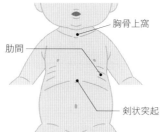

❺ 測定が終了したら衣類を整えます。酸素飽和度など他の指標も併せ、介入の必要性をアセスメントします。

❻ 実測値や観察項目を記録します。

> **注意！** 測定には、新生児用聴診器を用い、胸壁に軽く密着させ、圧迫しないように注意します。

🐾 心拍数測定

▤ 必要物品

● 聴診器、ストップウォッチ、アルコール綿

▤ 正常測定値

● 110 ～ 160回/分

▤ 測定方法

❶ 安静時に測定します。

❷ 新生児の胸元の衣類を最小限の範囲で開き、測定する胸部
部分を露出します。

❸ 聴診器を用いて心拍数を測定します(**図参照**)。

❹ 心音を聞き、心音の強弱、心雑音の有無、強度などを観察します(**p.96 表中の「循環」参照**)。

注目！
心拍数の変化が生じている場合は、心拍出量が変化しています[3]。

注意！
聴診器の膜部分の冷感を新生児に伝えないため、あらかじめ膜部分を保育器内に入れて温めておきます。

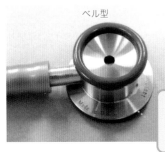

ベル型

ベル型聴診器は、心音(低音)の聴取に適しています。

心拍の聴取部位[2]

胸骨右縁上部　　胸骨左縁上部

胸骨左縁下部

心尖部

聴診器は、胸壁に軽く密着させ、強く圧迫しないようにします。

❺ 測定が終了したら衣類を整え、
他の指標も併せ、介入の必要性
をアセスメントします。

❻ 実測値や観察項目を記録します。

注目！
● 心拍の実測時間は15 ～ 30秒間(不整脈がある場合は1分間)とします。
● 心拍の聴取は主に心尖部で行い、雑音などを確認する場合は位置を変えて聴取します。

🐾 血圧測定

● 血圧測定方法は、動脈内にカテーテルを留置して連続モニタリングする観血的血圧測定と、カフを使用して測定する非観血的血圧測定があります。

▤ 必要物品(非観血的血圧測定)

● ❶カフ(上腕の長さの3分の2の幅)、自動血圧計および❷コード、❸リモコン、必要時は非固着性ガーゼを準備します。

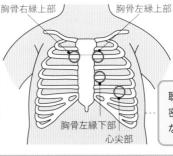

▤ 正常測定値

● 正常測定値は一般的には「至適血圧＝平均血圧が在胎週数以上」とされています。

● 早産児の至適血圧の幅は狭く、心拍数、尿量、皮膚色、末梢循環、SpO_2、血液ガス・ヘモグロビン値、乳酸値、などから総合的に判断する必要があります[4]。

■ 測定方法

❶ 安静時に測定します。

❷ 新生児の体格や腕の長さや測定部位に合ったカフを準備します。

❸ カフの動脈インデックスマーカーを新生児の上腕動脈に合わせ、カフを巻き付けます。

 注目！

ゆっくり優しいハンドリングで行い、新生児の覚醒状態の変化を起こさないようにします。

❹ 皮膚の未熟性が高い新生児には、非固着性ガーゼやコットンガーゼをカフの下に巻き込んで使用します。

❺ 感染対策のため可能であればリモコンを使用し、測定ボタンを押して測定を開始します。

❻ 測定中の新生児の表情や心拍数、体動の有無を観察します。

❼ 測定後は速やかにカフを外し、皮膚症状がないことを観察します。

❽ 実測値を記録します。

注意！
- 浮腫が強い部位や点滴を挿入されている部位は避け、測定部位や体位は毎回同一で測定することが望ましいです。
- 心臓の高さに合わせるため、側臥位での測定は避けるようにします。
- 上肢で測定するのが困難な場合は、大腿部で測定します。
- カフの幅が測定値に影響しやすいため、測定部位の2/3程度の幅のものを使用します。

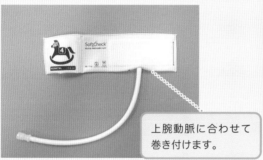 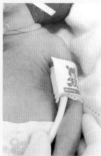

上腕動脈に合わせて
巻き付けます。

締め付けないよう装着し、
測定中は新生児の表情に
注意します。

❀ 体温測定

■ 必要物品

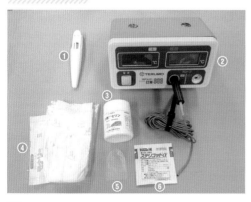

- ❶電子腋窩体温計、❷直腸計、❸白色ワセリン、
  ❹オムツ(必要時おしり拭き)、❺プローブカバー、
  ❻アルコール綿を準備します。

■ 正常測定値

- 正常測定値は36.5 〜 37.5℃とします。

📖 測定方法（腋窩温）

❶ 測定する前に体温計の破損の有無を確認し、安静時に測定します。

❷ 体温計の先端部が腋窩の中央の腋窩動脈付近になるよう、新生児の下方から（斜め30〜45°を目安に）体温計を差し込み、皮膚が密着するように上肢を固定して測定します。

❸ 電子体温計の測定終了のアラームが鳴り測定が終了したら、測定値を読み取ります。

❹ 電子体温計の全体を、アルコール綿で清拭して消毒します。

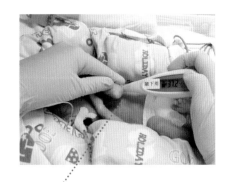

 注意！ 腋窩から体温計を外す際に、体温計が肌と密着したまま引き抜くと皮膚損傷をきたすおそれがあります。脇を開け、皮膚から体温計を離します。

📖 測定方法（直腸温）

❶ 直腸温度プローブに破損がないことを確認します。

❷ プローブカバーを装着し、潤滑剤として白色ワセリンを塗布します。

❸ オムツを開き、肛門からプローブを挿入し、測定値が安定するまで待ちます。挿入長は1cmを目安にしますが、最長1.5cmまでとします[5]。

❹ 測定後プローブカバーを外し、アルコール綿で清拭して消毒します。

❺ 測定値を記録します。

注意！ 直腸温の測定は、肛門・直腸疾患や下痢症、壊死性腸炎などのリスク時には禁忌となります。

直腸温度プローブを挿入しすぎないよう、新生児において目安とされている長さに合わせ、ストッパーとしてテープを巻いておきます。

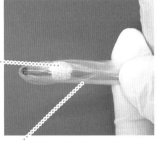

プローブカバーを装着します。

新生児の表情を見ながら、ゆっくり挿入します。

これも覚えておこう！

挿管中の児の急変

挿管中の児の急変は「DOPE」で考えます。

- D：Displacement（チューブ位置の異常）
- O：Obstruction（チューブの閉塞）
- P：Pneumothorax（気胸）
- E：Equipment failure（機器の異常）

急変時には応援を呼びつつ、まずはバッグでの用手換気に切り替え、酸素化と換気の補助を優先します。気管内吸引も行いつつ、モニターなど（呼気CO_2検出器やグラフィックモニター）により、児の状態を評価します。計画外抜管と判断した場合はチューブを抜去してマスクバギングに切り替え、再挿管します。NICUでは計画外抜管などで挿管中の児の急変もしばしば起こりえます。急変時に備えて普段からどのような対応をすべきか、シミュレーションしておくことも重要です。

（Dr. 平田）

② ライン・センサーの固定

ラインの固定では、感染予防と計画外抜去を予防するなどの安全管理に加え、新生児の負担を減らし、発達を阻害しない工夫をすることが大切です。

🐾 ケアのポイント

- 皮膚障害を予防する固定方法や通気性のあるテープの選択、筋肉の動きや関節の屈曲などによる伸縮を考えた方向・貼り方などを工夫します。
- 固定テープを除去する際は、絆創膏と皮膚の角度が大きく（90〜150°）、はがす速度が遅いほど痛みは少なくなります。
- 新生児の行動やケア時の反応を評価してルートの固定位置や固定方法を変更するなど、個々の新生児に応じたルートの固定が必要となります。

注目！
モニターなどのセンサーを固定する際は、連続的に数値を正しくモニタリングできることと、皮膚障害を予防することが大切です。

🐾 固定のポイント

❶固定テープは必要最小限の幅や長さに調整します。

❷テープを貼付するときは、テープを伸展させないように貼付し、四肢の周囲を1周しないように固定します。

❸ルートや接続部が皮膚に直接触れると皮膚損傷を起こす可能性があるため、皮膚に直接当たらないように固定を工夫します。

🔳 ラインの固定例

動脈ルート

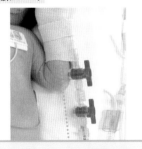

動脈ルートは、粘着力の強いテープを使用し、締め付けず伸展させないように貼付します。

末梢中心静脈ルート

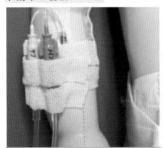

穿刺部位を清潔に保てるよう透明フィルムドレッシング材を使用します。

末梢静脈ルート

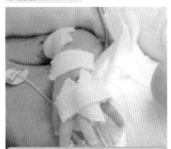

刺入部の皮膚が観察できるよう透明フィルムドレッシング材を貼付します。

注意！ 観察のポイント
- 輸液漏れによる皮膚症状や、固定による循環障害の有無に注意します。
- 末梢中心静脈ルートは、X線写真でカテーテル先端の位置を確認し、刺入部からカテーテル先端までの皮膚色の変化や腫脹の有無に注意します。

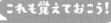

これも覚えておこう！

末梢挿入型中心静脈カテーテル（PICC）留置時の感染対策
PICCは輸液や確実な薬剤の投与ルートとしてNICUでよく用いられています。CDCガイドライン（2011）では、PICC挿入時の感染対策として、医療従事者の手指衛生と、滅菌手袋・滅菌ガウン・マスク・帽子を用いたマキシマルバリアプレコーションが推奨されています[1]。PICC留置時のマキシマルバリアプレコーションの実施状況は国や地域によって異なりますが、日本の多施設共同研究でもマキシマルバリアプレコーションの有効性の報告があり[2]、日本でも少しずつ広がってきているようです。 （Dr. 平田）

■ ルートの整理・管理例

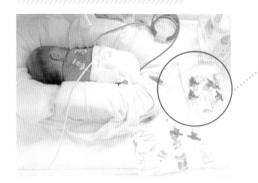

ルートの接続部や三方活栓の重みが新生児の四肢にかからないように、ポジショニング用具を利用してルートの整理・管理を行います。

注意! 輸液漏れに伴う皮膚の変化は、発赤→腫脹→水疱→びらん→潰瘍→壊死の順に重度になります[3]。

■ センサーの固定

- 心電図の電極は通常、心臓を挟むように3つの電極を装着するとⅠ～Ⅲ誘導の心電図を測定することができます。
- センサーのコードを四肢に沿わさないように配慮し、コードやケーブルとの接続部などの重みが四肢にかからないように、体位により装着の向きを考慮します。
- 在胎週数に応じて、電極を選択します。

■ 心電図電極の装着例

超音波検査部位○を避けて貼付します。

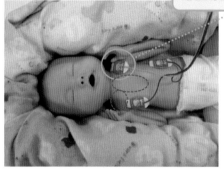

注意!
- 剥離刺激を最小限にするため、在胎週数に応じて電極を選択します。
- 在胎22～23週の急性期には、トレックス®ガーゼの上から貼付します。可能な限り電極を外さなくても超音波検査や聴診ができる位置にします。
- RR間隔で心拍数を測定するため、R波が小さいときは電極位置を変更します。

■ パルスオキシメーターの装着例

仰臥位時

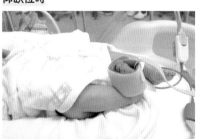

腹臥位時

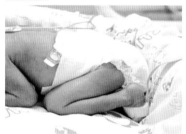

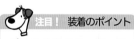
注目! 装着のポイント
パルスオキシメーターは足背などの光が透過しやすく、平らな部位に装着します。

注意! 発光部と受光部が平行になるように、またきつく巻かないように注意して装着します。固定には伸縮性のないテープを使用します。

😺 観察のポイント

☑ 装着することにより局所の循環障害、水疱形成、低温熱傷、圧迫壊死、粘着剤による皮膚損傷の可能性があるため、適宜巻き替え、皮膚症状を観察します。

■ 経皮二酸化炭素分圧モニターの装着例

● 加温により低温熱傷を起こす可能性があるため、在胎週数や日齢を考慮して、装着が可能かどうか医師と一緒に判断します(表参照)。

● 経皮二酸化炭素分圧モニターは、皮膚表面が平らで安定している場所(腹部、大腿部、臀部など)に装着します。

● 原則、オムツで支えて固定します。

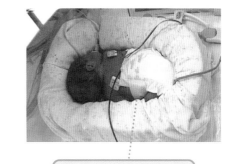

固定テープを使用せず、オムツで支えて固定します。

注意！ 経皮二酸化炭素分圧モニターを装着する際にテープ(付属の装着用テープ)を用いると、剥離刺激による皮膚損傷を起こす可能性があります。テープを用いて固定する際は、粘着面が皮膚にふれる面積を減らして使用します。

😺 観察のポイント

☑ 経皮二酸化炭素分圧モニターを装着する際は、装着後30分から1時間で装着部位の皮膚の観察を行ったうえで、装着時間を判断します。

☑ 数値が安定しない場合は、装着部位が密着できているか、泡が入らないようコンタクトゲルを使用できているか、確認します。

☑ 酸素分圧をモニタリングする場合は、拡散が温度に依存するため、加温温度を高く設定する必要があり、さらなる皮膚症状を起こすリスクとなります。

☑ 循環不全、低体温、血管収縮薬の使用、センサーが体の下に入るなどの圧迫で熱傷のリスクは高くなります。

在胎週数と経皮二酸化炭素分圧モニター装着[4]

在胎週数	22 〜 24週	25 〜 30週	31週以上
貼付時期と時間	生後1週間以降より貼付を検討。1 〜 2時間から開始する。	生後早期から皮膚の様子をみながら2時間/シフトから貼付を開始する。	生後早期から24時間装着(1 〜 3時間ごとに装着部位は変更する)
設定温度	38℃		40 〜 42℃

根拠 **経皮酸素($tcPO_2$)・二酸化炭素($tcPCO_2$)分圧モニタリングのセンサー温度**
　2016年に施行された日本の総合周産期母子医療センターにおける経皮モニタリングに関するアンケート調査(69施設)によると、回答施設中、約60%の施設で$tcPCO_2$モニター単独での使用を、約25%の施設で$tcPCO_2$/$tcPO_2$両方のモニターを使用しています[5]。センサー温度は、$tcPO_2$も測定する場合は43℃前後に設定しますが、$tcPCO_2$のみの測定であれば、原理上は皮膚の加温の必要はなく、37℃から44℃の間で設定することが可能です[6]。前述のアンケート調査では、$tcPCO_2$モニターのみの場合、センサー温度は半数以上の施設において38℃以下で使用され、$tcPO_2$モニターを使用する場合は、約6割の施設において42℃以上で使用されているとのことです[5]。
(Dr. 平田)

③ 計　測

計測の目的は、身体組成を評価し、全身の状態を観察することです。計測によって得られる数値は成長・発達や栄養状態、水分出納を評価する指標となり、必要栄養量を決める際に重要な目安となります。また頭囲や腹囲などの変化は、診断や治療の目安ともなります。

🐾 計測の必要物品（身長・頭囲・胸囲・腹囲）

● 必要物品を準備します。
　身長計、メジャー、アルコール綿、バスタオル、必要時インファントウォーマー
● 個人防護具を装着して行います。
● 計測する前に、必要時すぐに用手換気、酸素投与、吸引などを行えるように環境を整えておきます。
● 低体温に注意し、必要時ウォーマーで加温を行います。
● 前回測定日、測定値を確認しておきます。

注目！
新生児が反り返りやすい場合は、骨盤が丸くなるように臀部をしっかり支え、足底を手のひらや前腕で支持することも自己鎮静行動を促す方法の一つです。

🐾 身長（頭頂部から足底までの長さ）の測定方法

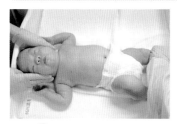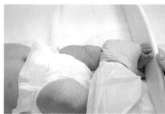

❶ 身長計を消毒し、バスタオルを敷いておきます。
❷ 平面で実施します。誤差を予防するために2人で行い、1人が頭部を支え、もう1人が両膝を軽く伸ばし、足底を身長計に当てて測定します。

注意！
● 正常新生児の下肢は、新生児期から2歳ごろまでは軽度のO脚であるため、無理やり伸ばさないように注意します。
● 啼泣時などを避け、新生児が嫌がる際は抱っこしてなだめるなど、無理をしないようにします。

🐾 頭囲（後頭結節と眉間を結ぶ線）の測定方法

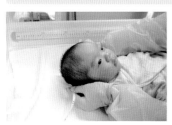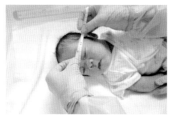

❶ メジャーをアルコール綿で清拭し、乾燥させます。
❷ 頭部を実施者の両手で抱き、メジャーを後頭結節に合わせゆっくり頭部を下ろします。頭部に沿わせ、眉間のところでメジャーを合わせます。
❸ 使用後のメジャーはアルコール綿で清拭します。

注意！
● 頭部を上げる際はゆっくり行います。頸部が過屈曲にならないよう、頸部から後頭部にかけて支えます。
● 頭囲の急速な増大時は医師に報告します。

🐾 胸囲（両乳頭と肩甲骨下端を結ぶ線）の測定方法

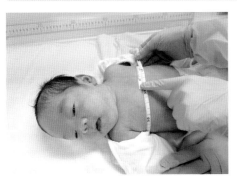

❶ メジャーをアルコール綿で清拭し、乾燥させます。
❷ 新生児を仰臥位にし、衣服を脱がせます。腋窩周囲から背面は肩甲骨直下部、前面は乳頭の直上にメジャーを水平にあて、計測します。
❸ 使用後のメジャーは、アルコール綿で清拭します。

注意！ 呼吸により誤差が生じるため、呼気時に測定します。

🐾 腹囲（臍上部を通して腹部周囲）の測定方法

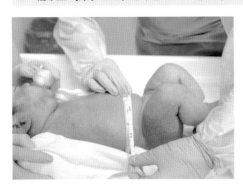

❶ メジャーをアルコール綿で清拭し、乾燥させます。
❷ 新生児を仰臥位にして衣服を脱がせ水平位にします。
❸ 臀部を支え、メジャーは臍上部を通して腹部周囲を正しく一周させます。
❹ 使用後のメジャーは、アルコール綿で清拭します。

注意！
● 呼吸により誤差が生じるため、呼気時に測定します。
● 腹水、肝肥大、壊死性腸炎の疑いのある場合などは、側腹部の2カ所程度に印をつけ、最大周囲を同じ部位で測定します。

よくあるギモン

日々の計測はなぜ重要なの？
超低出生体重児において、出生後の体重増加率と長期の発達予後の関連が報告されています[1]。ある研究では、修正36週程度までは＋15 ～ 20g/kg/日程度を、体重が2kgを超えれば＋20 ～ 30g/日程度の体重増加を目標の目安としています[2]。日々の体重・身長・頭囲の計測データから成長曲線を作成し、バランスの取れた成長ができているかどうかを確認することで、長期的な栄養評価の指標とします。 　　　　（Dr. 平田）

🐾 体重測定

● バイタルサインやStateを観察し、授乳直後や体温低下時、無呼吸発作回数の増加、血圧の変動、出血傾向などがある場合は実施を控えます。実施前には新生児に優しく声掛けします。
● 状態の急変に備え、用手換気、酸素投与、吸引などを行えるように環境を整えておきます。必要であれば、医師の立ち合いを要請します。
● 保育器内加湿中や保育器内温度が高い場合は、低体温の予防のため、インファントウォーマー下で加温しながら行います。
● 新生児に挿入されている点滴類やチューブ類の計画外抜去を防ぐため、固定状況を実施前に必ず確認します。
● 測定値の増減が大きい場合は、新生児の他の全身所見の有無とも併せ、医師への報告を行います。

📑 必要物品

インファントウォーマーまたは処置カート、体重計、防水シーツ、バスタオル、環境クロス、新しいリネン、ビニールエプロン、手袋

測定方法

実施者	介助者
❶前日の体重を確認します。シーネを使用している場合はシーネの重さを把握しておきます。	前日の体重を確認します。シーネを使用している場合はシーネの重さを把握しておきます。
❷体重計を載せたインファントウォーマーまたはカートを保育器と平行にします。体重計に防水シーツとバスタオルを敷きます。体重計の電源を入れ、ゼロ点表示と表示固定モードになっていることを確認します。 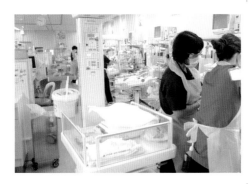	体重計を準備します。保育器と体重計の位置を平行に配置することで、新生児の移動距離を最小限とします。
❸心電図モニターのアラームをOFFにします。PPEを装着します。	PPEを装着します。
❹保育器と体重計の間に立ちます。保育器内の新生児を仰臥位へ体位変換します。介助者に口元が見えるように、囲み使用しているブランケットで新生児の顔以外を包み込みます。保育器の前面パネルを開けます。	保育器と体重計の頭側に立ちます。
❺用手換気を行います。 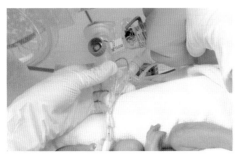 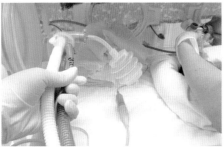	用手換気に切り替わったことを確認し、モニター類を引っ張らないよう確認しながら、絞り窓から呼吸器回路を保育器の外に出します(呼吸器のリークアラームが鳴り続けないよう、ミュートします。人工呼吸器の口元回路が不潔にならないよう、テスト肺を装着します)。 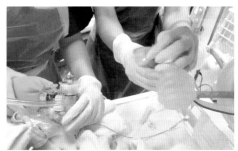 実施者が用手換気を行っている際に、介助者が人工呼吸器回路を保育器外から新生児の口元に回します。

測定方法（つづき）

実施者	介助者
❻心電図モニターを外し、SpO₂モニターコードと点滴ルートが引っ張られないように、余裕があることを確認します。	保育器外から人工呼吸器回路を回し、回路内の水滴を払った後に、新生児の挿管チューブと接続します。
❼右前腕で新生児の頭部から体幹を支え、左上肢で新生児の下肢および臀部を支え、同時に各種ルートやセンサーの重みがかからないように一緒に把持します。	人工呼吸器回路と、トラックケアー®を把持します。
❽声掛けを行い、ゆっくり体重計に水平移動します。	同時に人工呼吸器回路を水平移動します。
	 ❽〜❿体重計への移動とシーツ交換。新生児の身体が動く際や、人工呼吸器回路の把持を交代する際は、2人の間で声掛けを必ず行います。
❾体重計上で新生児が安定した体位となっていることを確認します。介助者の把持している人工呼吸器回路を実施者が把持します。	モニター値が見えるように体重計に向かって左側に移動します。
❿保育器内の清掃、シーツ交換を行います。	新生児の全身状態とチューブ類が適切に固定されていることを観察します。点滴類の重みで体重計から落ちて引っ張られないよう、一部保持しておきます。
⓫新生児を包み込んでいるブランケットをゆっくり開けます。ブランケットの余っている部分は外側に織り込んで、簡易の囲みが継続されている状況を作ります。	
⓬酸素飽和度のモニターとオムツを外します。	体重計の電源を入れなおします。

測定方法（つづき）

実施者	介助者
❸右前腕で新生児の頭部から体幹を支え、左上肢で新生児の下肢および臀部を支え、同時に各種ルートやセンサーの重みがかからないように一緒に把持します。新生児を水平に抱き上げます。	呼吸器回路と、トラックケアー®、ルートなどを把持します。
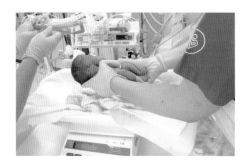	新生児を包み込みながら、抱き上げます。必要以上に高く上げないように注意します。介助者と役割分担を明確にしておきます。
❹ゼロ点表示になったことを確認し、介助者に声を掛けながらゆっくり新生児を体重計上におろします。各種ルート類を持ち上げます。測定された体重を確認します。	呼吸器回路と、トラックケアー®、ルートなどを体重計に触れないよう持ち上げ、測定された体重を確認します。
❺酸素飽和度のモニターとオムツを装着します。	
❻呼吸器回路を把持します。介助者が保育器側へ移動後、呼吸器回路を再度渡します。右前腕で新生児の頭部から体幹を支え、左上肢で新生児の下肢および臀部を支え、同時に各種ルートやセンサーの重みがかからないように一緒に把持します。新生児を水平に抱き上げます。	実施者に呼吸器回路を渡し、保育器と体重計の間に移動します。再度呼吸器回路と、トラックケアー®、ルートなどを把持しながら一緒に水平移動します。
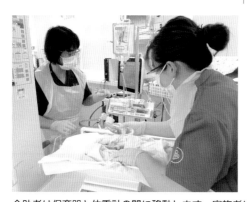	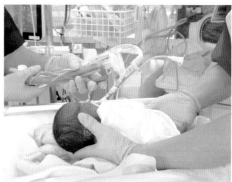
介助者は保育器と体重計の間に移動します。実施者は新生児を保育器へ水平移動します。	

測定方法（つづき）

実施者	介助者
⓱保育器に戻った新生児の体位を整えます。用手換気を行います。	呼吸器回路を保持します。用手換気に切り替わった時点で、保育器の頭側の絞り窓から人工呼吸器回路を通します。口元の回路ねじれが起こらないよう調整します。安定した回路固定ができたところで、呼吸器回路から手を放します。

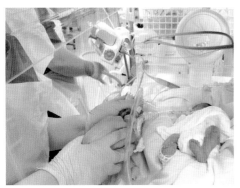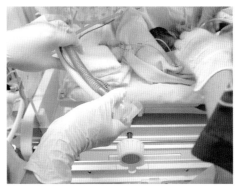

保育器に戻るときや、新生児の顔の向きを変更する場合などは介助者に伝え、用手換気に切り替えます。人工呼吸器回路の向きや自然なテンションで固定できるよう、調整を依頼します。

実施者	介助者
⓲新生児の体位やポジショニング用具を調整します。心電図モニターを装着します。保育器の前扉を閉めます。	体重計を片付けます。
⓳心電図モニターのアラームを入れ、体重を記録します。	

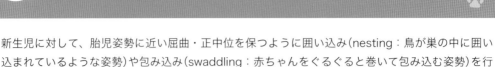

④ ポジショニング

新生児に対して、胎児姿勢に近い屈曲・正中位を保つように囲い込み（nesting：鳥が巣の中に囲い込まれているような姿勢）や包み込み（swaddling：赤ちゃんをぐるぐると巻いて包み込む姿勢）を行うこと[1]をポジショニングとよんでいます。

🐾 ポジショニングの目的

- 新生児のポジショニングの目的は、「良肢位保持」と「体位変換」の2つに大別することができます。
- 良肢位保持は、早産児の場合、胎児姿勢をとって全身の屈筋緊張を高めることや安静を保持すること以外に、適切な時期から自発運動を促進させ、感覚運動を経験させることが目的としてあげられます。
- 体位変換は、皮膚の保護や呼吸器合併症の予防のために行います。
- 正期産児や長期入院児の場合、個々に合わせた姿勢をとることでリラクゼーションを促し、関節の変形・拘縮を予防します。
- ストレスを緩和し、快適な状態をつくることは睡眠導入を促すだけでなく、発達に応じた知覚運動および感覚運動の能力の発達を助ける[2]ことにもなります。

注目！

落ち着ける快適な姿勢を得ることと、長期的展望で発達を支援することが重要です。

早産児の発達段階に応じたポジショニングの導入

修正30～32週未満（安静期）	● 全身の屈筋緊張を高める
修正30～32週以降（移行期）	● 感覚運動経験を増やす
修正36～38週以降（成長期）	● ボディーイメージ構築 ● 外界相互作用、随意運動

（文献3より引用）

🐾 ポジショニングの基本

▬ 早産児の不良肢位

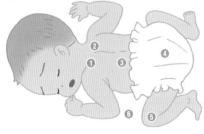

❶ 頸部の過伸展、過回旋
❷ 肩甲骨の挙上と後退
❸ 体幹の過伸展
❹ 骨盤の前傾と不動性
❺ 股関節の過外転・過外旋
❻ 四肢の正中位方向への動き（抗重力運動）の減少と伸展

（文献4より引用改変）

▬ 早産児の良肢位

❶ 頸部の軽度屈曲位　　❷ 肩甲帯の下制・前進　　❸ 骨盤の後傾
❹ 足関節中間位　　　　❺ 上肢・下肢の屈曲　　　❻ 肩・股関節（内外転）中間位

（文献4より引用改変）

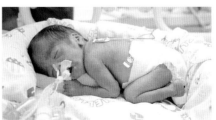

理想のポジショニング

肢位・姿勢	生理的安定とストレス緩和
❶体幹や四肢の自発的な屈曲運動を促進する。 ❷左右対称な肢位・姿勢に努める。 ❸体幹の正中に向かう動きを促進できる。 ❹重力に対する円滑な動きを妨げない。	❶呼吸の安定 ❷心拍(循環)の安定 ❸睡眠と覚醒リズムの獲得 ❹ストレスサインの減少 ❺安定化サインの増加

（文献5より引用改変）

注目！

理想とするポジショニングは、良肢位および良好な姿勢の保持と生理的安定、ストレスサインの緩和です。

🐾 ポジショニングの方法

低反発マットレスの使用とタオルによる調節

❶使用する保育器のマットレスにも低反発素材のマットレスを使用します。

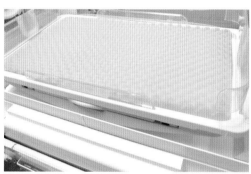
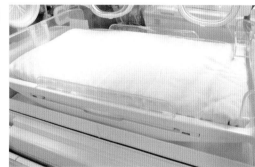

❶低反発マットレスを使用し、シーツを掛けます(ポジショニング用具の安定性が高まります)。

❷体幹から足にかけての囲みは低反発素材を使用し、頭側の囲みはタオルを筒状にした形で新生児の全周囲を取り囲む方法で行います。頭部側の囲み用タオルは筒状にやわらかく巻くようにします。

❸囲み用ポジショニング用具をU字に、頭部側の囲み用タオルは、逆U字にセットします。

❹囲み用ポジショニング用具の長さは、断面が早産児の両肩にくるようにし、囲み全体の長さは、頭部側のタオルの長さで調節します。

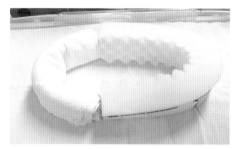

❷❸❹頭部側と下肢側の囲み

❺囲み用ポジショニング用具、頭部側の囲み用タオルを覆布で覆い、外側から覆布を巻き込み、囲み全体の形を整え、早産児の身体境界域をつくります。

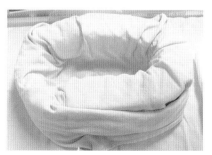
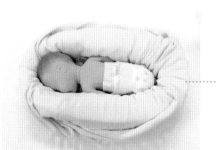

皮膚に優しい素材を用い、覆布に突っ張りがないようにします。

❺覆布で覆い、自然に沿わせます。新生児を寝かせてから内側のしわを伸ばし、身体境界域をつくります。

🧊 工夫のポイントと利点

❶ 頭部側の囲みと体幹・下肢側の囲みを分けることで、新生児の体格に合わせた囲み全体の長さを頭部側の囲み用のタオルで調整できます。

❷ 早産児の気管挿管チューブの付近の囲みにくぼみをつけることで、腹臥位管理中に気管挿管チューブにひずみをきたさずに管理できます。

❸ 計画外抜管など保育器内での緊急蘇生時にポジショニングをすべて解除する必要がなく、頭部側の囲み用タオルを解除するだけで済み、喉頭展開や処置を妨げません。

❹ 体幹から下肢への囲み用ポジショニング用具は、覆布を使用したまま、緊急対応時のポジションへ円滑に移動できます。喉頭展開時の体位になっても、体幹と下肢は伸展することなく、ポジショニングを継続して安定した体位を維持できます。

> 緊急蘇生時には頭部側のみ外すことで、挿管手技への影響を及ぼさないようにします。

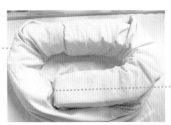

> ❷片側のみくぼみをつける。気管挿管チューブにこのくぼみを合わせます。

🧊 看護のポイント

- 囲み用ポジショニング用具、囲み用タオルの内側の覆布につっぱりがないように注意し、囲みの内側に沿うように覆布を敷きます。ポジショニング用具の内側全体にしわができないように準備します。

> **注目！**
> 両サイドの覆布を確実に巻き込んで固定することで用具の崩れを軽減できます。覆布の端を入れ込むのではなく、覆布の中ほどの面を入れ込むようにすると安定感がでます。

- 覆布の素材はできるだけ皮膚に優しい素材とし、タオル地などの刺激の強いものは避けます。

- 保育器のマットレスの素材、マットレスに敷くシーツの素材の違いでも摩擦抵抗に違いが生じ、ポジショニング用具自体の安定性に相違がでます。保育器のマットレスを低反発マットレスとし、シーツはネル素材を使用するとよいでしょう。

- 囲みの全周囲を覆布で覆うことでポジショニング用具自体が安定し、崩れにくくなります。囲む物品そのものを固定しなくても、保育器用のマットレスやシーツの摩擦力を利用することで、早産児のポジショニングを維持することができます。

🐾 敷き用低反発マットレスの調整（腹臥位）

🧊 マットレスの大きさ

- 体重に応じて、敷き用の低反発マットレスを選択します。敷き用の低反発マットレスの頭部の長さは、縦が頭頂部から下顎まで、横が頭部の前後径とし、体幹部分は、横は体幹の幅、縦は頸部から肋骨下部までの長さとなります。

- 敷き用の低反発マットレスで腹部を圧迫することはありません。

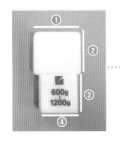

> ❶顔面部分の横幅＝頭部の前後径
> ❷顔面部分の縦径＝頭頂から下顎まで
> ❸体幹部分の縦径＝頸部から肋骨下部まで
> ❹体幹部分の横幅＝体幹の幅

マットレスの厚み

● 下肢の屈曲位を保持した状態での腹部の高さを、敷き用低反発マットレスの厚さとしています。頭部と前胸部の段差部分を床面側に使用することで、新生児との接触面が平らとなり、より自然な傾斜が得られます。

裏 側

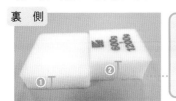

❶顔面部分の厚さ＝体幹部分の厚さの3分の2

❷体幹部分の厚さ＝下肢を屈曲した状態での腹壁の高さ

表 側

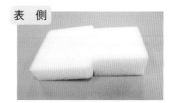

🐾 体位別のポジショニング

仰臥位

● 新生児の周囲を、ポジショニング用具と身体との接触面が多くなるように取り囲み、自然な屈曲位での姿勢の安定と正中位をとるように促します。

● 股関節と膝関節が外転せず正中位にあり、下肢が屈曲位を保持することと足底がポジショニング用具に垂直に当たるように体位を整えます。

● 上肢は屈曲位を保ち、肩が外転しないことが重要で、手が口元や正中に向かうようにします。

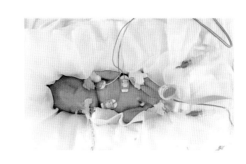

注意！ 新生児にモニターのセンサーや輸液ルートによる加重がかかりやすいので、センサーを巻く方向や位置に配慮します。輸液ルートの固定方法、ルートの位置などにも注意を払います。

注意！ **とくに見逃されやすいポイント**
● 早産児やハイリスク新生児では、頭部は横に向き耳介が床面に接触する不良肢位に陥りやすくなります。
● 頭部周囲のポジショニング用具の高さと幅も重要で、頭部が真横に向かずにやや横を向く程度に保持できることも良肢位保持の視点から大切なポイントとなります。

腹臥位

● 新生児の周囲を、ポジショニング用具と体幹側面との接触面が多くなるように取り囲み、正中位および骨盤の後傾姿勢を促します。

● 股関節を外転させずに正中に向かわせ、大腿を抱え込む姿勢をとります。

● 体幹側面のポジショニング用具と接触面を多くし、身体境界域を認識させ、正中位をとるように促すことが重要です。

後傾(体を丸める姿勢)を促します。

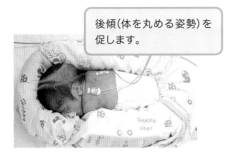

足底が臀部と一直線に近くなるように、股関節が正中に向かい、大腿を抱え込んでいます。

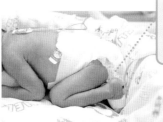

注意！
- 腹部の圧迫があると、一回換気量が減少することや臍への圧迫によるトラブルが生じやすいので、体幹の下に敷くポジショニング用具やタオルは腹部を圧迫しない工夫が必須である。
- 体幹の高さに応じた囲みの高さが必要である。

注目！ とくに見逃されやすいポイント

- 大腿の抱え込みが甘く、下肢が伸展傾向にあり、体幹全体が過伸展に陥っていることがあります。その見極めは、大腿を正中位に保持しながら抱え込んだ場合は臀部と足底がポジショニング用具に密着しているかどうかです。
- 足底が臀部よりも明らかに離れた位置で見え、確認できるということは、下肢が伸展しており、腹部の圧迫をきたしています。さらに下肢の伸展があるということは、新生児の有効なキッキングを支援できず、自己鎮静行動を促進できないことにもつながります。
- ポジショニング用具の大きさが新生児に合わず大きすぎることが不良肢位の原因であることが多いため、新生児が大腿を抱え込み、良肢位を保持した体位になるように用具の大きさを考慮することが必要です。

🐾 写真例から考えられるポジショニングの修正ポイント

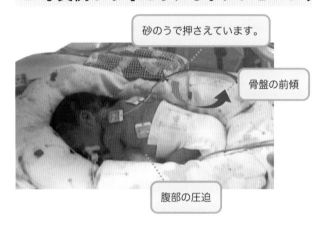

砂のうで押さえています。

骨盤の前傾

腹部の圧迫

❶大腿部が外転しており、下肢が伸展傾向にあるように見えます。
❷敷き用ポジショニング用具で腹部を圧迫しているように見えます。
❸骨盤の前傾があるように見えます。
❹体幹全体が伸展しているように見えます。
❺頭部が低置になっています。
❻右肩部分が低置となっており、体幹が傾いています。
❼左側面の体幹と囲み用ポジショニング用具の間に隙間があり、身体境界域が認識しにくくなっています。

🐾 アセスメントの視点

- ☑ 大腿の抱え込みが甘く、下肢が伸展傾向にあり、体幹全体が過伸展に陥っている。
- ☑ 下肢の伸展（キッキング）を続け、水平方向へ少しずつ移動し、敷き用ポジショニング用具がずれてきていると考えられる。
- ☑ 体幹が伸び、下肢が伸展傾向にあるため、重力に対して円滑な動きをとりにくくなっている。
- ☑ 自動運動の制限が生じてくると考えられ、制限が持続すると頸部を反り返すという行動が見られる。
- ☑ 後頭部に砂のうを使用し、頸部の後屈を予防しようとしているが、囲みが大きく身体境界域を認識しにくいこの状況で、新生児は運動制限が生じていることによるストレスを最大限に表現しようとして頸部を反り返すことになる。頸部の反り返りは、気管挿管チューブの位置を変化させ、計画外抜管に至ることも予想される。

これも覚えておこう！

換気血流比と体位

人工換気中、仰臥位だと背側の横隔膜は腹腔内臓器の圧排による影響で伸展・収縮が抑制され、また空気は軽いため腹側に入りやすく、換気の中心は腹側肺となります。さらに重力の影響で分泌物も背側に貯留することが多く、背側肺の換気能力が低下します。一方で、重力の影響で肺血流は背側肺で多くなるため、換気血流比不均等（換気条件の悪い肺に、多くの血流が流れている状況）が起こります。そのため、腹臥位への体位変換や肺理学療法が重要となってきます。

(Dr. 平田)

⑤ 体位変換

体位とは、重力方向に対する身体の位置関係で、仰臥位、側臥位、腹臥位などを指します。体位変換の目的は、同一部位への圧迫を避け、体位ドレナージや関節の変形・拘縮の予防、安静保持やストレス軽減などです。体位変換は循環動態が安定し治療的制限がない限り、すべての新生児が対象になります。

🐾 各体位の特徴

各体位におけるメリットとデメリット

		仰臥位	側臥位	腹臥位
長 所		・児が周りの様子をうかがいやすい。 ・全身の観察が容易である。 ・乳幼児突然死症候群(SIDS)を予防できる。 ・看護者がケアを行いやすい。 ・屈曲筋優位の過緊張状態が抑制される。	・四肢の正中位姿勢がとりやすい。 ・手と口の動きなどの協応運動が促されやすい。 ・手と手や足と足とが接触する感覚経験が得やすい。 ・頸部と体幹の軸が一致しやすい。 ・緊張性反射の影響が少ない。	・安心感、安定感が得られやすい。 ・屈曲姿勢を保持しやすい。 ・頭部の立ち直り反応、上肢支持、キッキングを促しやすい。 ・呼吸機能に有利な面が多い。 ・伸展優位の過緊張状態が抑制される。
短 所		・対称的な屈曲正中位の保持が困難である。 ・横隔膜の上に腹部臓器が乗ることで、横隔膜の動きが妨げられやすく、機能的残気量が低下しやすい。 ・嘔吐物などの誤嚥のリスクや口腔内の容積に比して大きな舌により、気道を閉塞することがある。	・姿勢自体が不安定で、姿勢が崩れやすい。 ・下側の体に過剰な圧がかかりやすい。	・看護者が観察しにくい。 ・看護者がケアを行いにくい。 ・SIDSの原因とされている。

(文献1より引用改変)

🐾 体位変換の手順

■1 モニターのコードやルートを調整

● モニターのコードやルートが身体の下敷きになったり、巻き付いたりしないように、あらかじめ調整して移動を開始します。

■2 顔の向きを変える

● 顔の向きを変える際には頭部を左手指の腹の部分全体で支え、右手で気管挿管チューブの位置が変わらないように把持しながら、新生児の行動・反応に注意してゆっくり向きを変えます。

注意! 顔の向きを変える際に人工呼吸器を外して行うと肺の虚脱を招き、徐脈や低酸素状態をきたす可能性があります。

● 人工呼吸器を外さずに顔の向きを変える工夫を行うことが、侵襲の少ないケアにつながります。

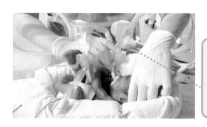

回路内の水滴が入らないよう、回路をチューブとの接続より(口元より)下にしておきます。

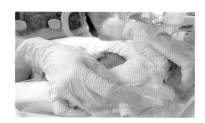

③ 仰臥位から側臥位への移行

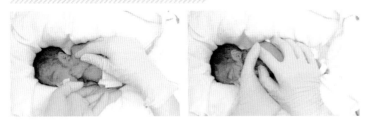

- 身体を持ち上げずに、四肢を屈曲したままの状態を右手のひら全体で保持します。
- 体幹に歪みをきたさないように背部と臀部を左手のひら全体で支え、側臥位へ移行します。

④ 側臥位から腹臥位への移行

- 四肢の屈曲位を保持し、気管挿管チューブの長さや高さが変わらないよう、また頭部が過伸展、過回旋とならないよう正中位を意識し、実施者の両手の動く速さを揃えます。
- 頭部から前胸部を左手指の腹全体で支え、肩全体を腹臥位へとゆっくり移行させ、頭部と前胸部に敷くポジショニング用具の位置を調整します。

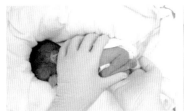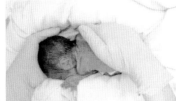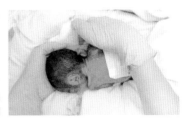

⑤ 体位を整える

- 四肢を屈曲位に保持して体位を整えます。

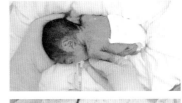

⑥ 安定するまで観察と支援を続ける

- 体位変換は、新生児への負担が大きく、侵襲度が高いケアです。新生児の行動や反応・耐性を考慮して、中断が必要かどうかを判断することが大切です。

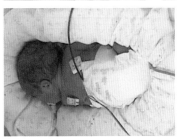

ストレスサインと安定化サイン

	自律神経系	運動系	睡眠-覚醒状態	注意・相互作用	自己制御
ストレスサイン	呼吸 　無呼吸、多呼吸、あえぎ呼吸 皮膚色 　蒼白、暗紫色、チアノーゼ、網状 内臓 　しゃっくり、あえぎ、つばを吐く、腹鳴 運動 　けいれん、振戦、驚愕、びくつき、咳嗽、あくび、ため息	弛緩した 　体幹、四肢、顔 過剰な筋緊張 　下肢伸展、上肢伸展、下肢を上げる、弓なり、指を開く、舌を出す、握り拳 過剰な伸展 　体幹、四肢、屈曲 興奮、もがく	散漫な状態 睡眠時 　びくつく、声を出す、発作性の動き、不規則な呼吸、ため息、しかめ面、ぐずる 覚醒時 　目が泳ぐ、まぶしそう、ぐずる(強)、目をそらす、パニック、ぼんやり、弱い啼泣、過敏性、睡眠-覚醒状態の急激な変化	不規則な呼吸 皮膚色の変化 内臓系の反応 咳嗽 びくつき くしゃみ ため息、あくび 目が泳ぐ まぶしそう じっと見る 目をそらす パニック ぼんやり 弱々しい啼泣 過敏性 睡眠-覚醒状態の急激な変化	バランスを促進するために以下の試みが行われるかもしれない 覚醒状態を浅くする 姿勢の変化 運動系の方策 　足を支える、手を組む、指を組む、手を口に持っていく、サッキング 安静を保つ リズミカルに元気よく泣く はっきりした睡眠-覚醒状態 敏活な状態に集中する 　輝かしい目つき、生き生きとした表情、眉をひそめる、おーという顔つき、クーイング、スマイル
安定化のサイン	スムースで規則的な呼吸 ピンク、安定した色 以下のような症状がない 　けいれん、嘔気、嘔吐、腸蠕動亢進、振戦、びくつき、驚愕、咳嗽、くしゃみ、あくび、ため息	スムースで統制された姿勢 スムースな四肢や頭部の動き 　手を組む、足を支える、足を組む、指をつかむ、手を口に持っていく、握る、サッキング、屈曲、手を乗せる 筋緊張がよい	はっきりした睡眠-覚醒状態 自分で安静保持できる 元気よく泣く 集中する 生き生きとした表情 　眉をひそめる、頬がゆるむ、おーという表情、クーイング、スマイル	視覚や聴覚刺激に対してのはっきりした長時間の反応 以下の行動が見られる ・一つの刺激からほかの刺激に対して視覚および覚醒状態の移行がスムース、顔の表情(目が輝く)、興味をもつ、覚醒からリラックスした状態への変化	子どもが洗練された各システム(自律神経系、運動系、睡眠-覚醒状態)の自己防御のレパートリーをもつ 〈例〉 自律神経系：サッキング、つかむ 運動系：屈曲、足を支える 睡眠覚醒状態：見つめる、サッキング 注意・相互作用：手を口に持っていく、手を組む

（文献2より引用改変）

🐾 **体位変換時の行動観察のポイント**

☑ 体位変換前の行動観察として、新生児の生理的状態が安定しているか観察する。

☑ 睡眠-覚醒状態をStateの分類（**p.22 表参照**）を用いて観察し、予定している体位変換を始めてよい状態かを判断する。

☑ ケア中に新生児にとって苦痛な体験であるか否かを判断するためにストレスサインや安定化サインを観察し、ケアに耐えられないと判断した場合にはケアを中断したり、調整したりする。

☑ 体位変換後には、ケアによって新生児は疲れきっていないか、エネルギーを取り戻したか、ストレスや耐性の程度を把握する。

☑ バイタルサインが安定するまでに要した時間や深睡眠への移行時間、ストレスサインの出現がないか、自己鎮静行動は見られるかなどを観察する。

☑ 新生児の刺激に対する反応のパターンを評価してケアを組み立てる。

6 抱っこ

抱っこは新生児にとって皮膚感覚や深部感覚などさまざまな感覚刺激をもたらし、興奮を鎮め、安心感を与えることに繋がります。抱っこを通じて五感での相互作用が生じ、基本的な関係および信頼感が構築されます。また副交感神経優位の状態となり、心身発達の促進に大きな影響を与え、乳児期以後の関係性を予測する大切な行為とされています。NICUでは、いわゆる着衣した状態での抱っこと保育器からの移動や沐浴などのケア時の移動などで行われる抱っこがあります。

着衣した状態での抱っこ

- ポジショニングと同様に、肩や上肢が正中に向かうように注意し、臀部を支えて抱っこします。新生児の身体を看護者に密着させ、頸部、背部、臀部を保持します。
- 新生児が手を口に持っていきやすいように支援し、自己鎮静行動を促します。
- 新生児が敏活な状態の際には、介入する時間を設けることで相互作用の能力が強化される[1]といわれています。新生児とケア提供者との相互作用を積み重ねることが、心理社会的発達の土台となります。

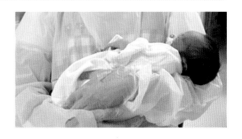

新生児が反り返りやすい場合は、骨盤が丸くなるように臀部をしっかり支え、足底を手のひらや前腕で支持することも自己鎮静行動を促す方法の一つです。

移動時の抱っこ

- 右手のひらで新生児の上肢を屈曲位のまま支持し、左手のひらで頭部を、左手のひら全体(手首のあたりまで)で頸部から体幹を支持します。体幹を支持できるよう、手のひらを十分に利用します。
- 新生児に対して真横に立つ位置をとると、手のひらから手首にかけて利用することが困難となるので、新生児に対して縦側の立ち位置をとるようにすると容易に体幹を支持できます。

体幹を支持できれば新生児は安定して、落ち着くことができます。

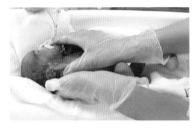

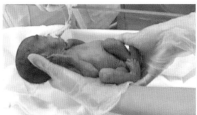

☘ 観察のポイント

☑ ストレスサインの出現がないか、安定化サインや自己鎮静行動は見られるかなどを観察しながら抱っこする。

注意!

- 新生児を抱っこしながら保育器から移動する場合や沐浴時に移動する場合などに、移動距離や不安定な体勢で過ごす時間(頭の位置が急に変化するなど)を最小限にするために、ケア提供者を軸にして回転する移動は避けます。
- 新生児を目的の場所に水平かつ平行に移動し、ストレスサインの出現がないように注意することが大切です。

❼ 痛みのケア

NICUに入院する新生児は、子宮内の環境と異なり多くのストレスを受けます。生後2週間の初期治療時には、平均134回の疼痛を伴う処置が行われており[1]、繰り返される痛み刺激により、体内に影響が蓄積される可能性[2]や自閉症スペクトラム障害や発達障害的行動異常との関係性も指摘されています[3]。2014年には「NICUに入院している新生児の痛みのケアガイドライン」が発刊されました[4]。

🐾 NICUにおける痛みのケア

● 医療者の責務として、チーム内の協力のもと、最新の知識に基づいてNICUに入院する新生児の痛みの予防や緩和を行い、新生児が痛みという難題を乗り越えられるように支援することが求められています。

> **根拠　NICUにおける痛みのケア**
> NICUに入院する新生児は、もちろん痛みを感じます。新生児期の痛み・ストレスの蓄積が神経発達に影響するという報告もあります[5]。NICUでは、痛みを伴う処置を把握し、ツールを用いて処置前後の痛みのアセスメントを行い、効果的に痛みを緩和するケアを心掛けることが推奨されています[4]。痛みを伴う処置やケアはできるだけ2人で行い、1人がケア前から終了までホールディングを行います。また直接授乳や母乳の投与など、両親にも痛みのケアに参加してもらいます[5]。
> （Dr. 平田）

🟦 新生児の痛みの伝達経路の機能的特徴[6]

❶ 感覚受容器から脊髄、視床までの上行路はできており、皮膚が薄く感覚受容器の密度が高いです（刺激を感じ取りやすい）。
❷ 侵害刺激情報に対してA線維を主体とする興奮系の信号入力が強調されています。
❸ 新生児期は神経の髄鞘化が不十分なため、痛みの感覚が脳に伝わる速度が遅いです。
❹ 成人で痛みの程度を調節している抑制系経路のGABA、グリシンの分泌が新生児では未発達です。

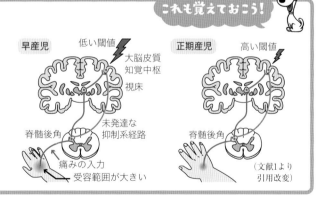

これも覚えておこう！

早産児と正期産児の痛みの知覚の違い
● 未熟な痛覚伝導路では皮膚の感覚受容の範囲は広く、刺激に対する反応の閾値は低い（少しの痛みで反応する）ことが知られています。
● 「触れられた感覚（タッチ）」と「痛みの感覚（ペイン）」を区別できるようになるのは、在胎35〜37週と言われています。早産児では、タッチであってもペイン同様の神経活動電位が脳波上に観察されており、同様のストレスを感じていると考えられています。

（文献1より引用改変）

痛みが与える影響

Smithら	ストレスを伴う侵害刺激にさらされた回数の多さと脳容積の低下に関連がある。
Volpe	反復する侵害刺激は神経細胞のアポトーシスを誘発する（動物実験）。
Slaterら	繰り返し痛みを経験した早産児は正期産児に比べ、痛み刺激により大きな神経活動を示す。
Bhuttaら	歩行運動および防御的な反応の低下
Anandら	痛みに対する閾値の低下：ストレス刺激に対して脆弱性を高め、不安行動を増加させる可塑性がある。

（文献7より引用改変）

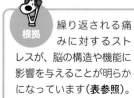

根拠 繰り返される痛みに対するストレスが、脳の構造や機能に影響を与えることが明らかになっています（**表参照**）。

🐾 痛みの測定とトレーニング

　痛みの測定とはスケールを用いて痛みを数字もしくは量的に表すこと[4]であり、痛みの程度の把握、あるいは緩和法の選択や効果を判定します。痛みの測定には信頼性と妥当性が検証された、生理学的指標と行動学的指標を含む多元的スケールを用います。各施設で定められた測定用ツールを用いるためにはトレーニングが必要です。

▤ アセスメント指標

- 生理学的指標：心拍数、呼吸数、血圧、酸素飽和度、皮膚色、脳波、頭蓋内圧、迷走神経活動指数など
- 行動学的指標：表情、姿勢、体動、啼泣・Stateの変化など
- 生化学的指標：血中カテコラミン、レニン、コルチゾールなど

▤ 代表的な痛みのアセスメントツール

新生児用ベッドサイド処置に伴う痛みの測定用ツール（ツールの特徴）

ツール名	対象	指標項目	スコア
NIPS (neonatal infant pain scale)	修正28〜47週	● 生理：呼吸様式 ● 行動：顔表情、啼泣状態、腕の動き、足の動き、睡眠覚醒状態 ● 処置前・中・後のスコアを採点し記録できる	0〜7
PIPP (premature infant pain profile)	修正28〜42週	● 生理：睡眠覚醒状態、心拍数低下、SpO_2低下 ● 行動：眉の隆起、強く閉じた目、鼻唇溝 ● 修正週数、痛みの介入研究によく用いられている	0〜21
日本語版PIPP	修正27〜42週	● 同上 ● 日本のNICUで日本人が利用できることを検証したツール	0〜21
PIPP-R (PIPP-revised)	25〜41週 生後1週以下	● 同上 ● 各指標の測定をしやすいようにPIPPを改良したツール	0〜21
FSPAPI (face scales for pain assessment of preterm infants)	修正27〜36週	● 生理：顔色(蒼白)、全身の弛緩 ● 行動：顔表情(しわ形成) ● 点数ではなくレベルとして評価する	レベル 0〜4
N-PASS (neonatal pain agitation and sedation scale)	23〜40週	● 生理：覚醒状態、バイタルサイン ● 行動：顔表情、啼泣、四肢の筋緊張 ● 痛みのほか、興奮や鎮静を測定できる	0〜13

（文献4より引用）

これも覚えておこう！

測定用ツールを用いた評価のポイント
- 測定用ツールを用いた評価のタイミングは、処置前、処置中、処置後、バイタルサイン測定時に行います。
- 測定用ツールを用いる際には、新生児の在胎期間、処置の種類、ツール内の評価項目、ツールの限界を理解する必要があります。
- 侵襲的刺激に対する反応、ストレスへの適応性、自己調整能力には、児一人ひとりの個性があり、十分な観察とアセスメントが必要です[8]。
- 処置の実施と痛みの評価を同時に行うことは難しいですが、NICUで新生児にかかわるすべての医療者は集学的な教育を繰り返し受け、評価技術を向上させることが必要です。
- 行動学的指標と生理学的指標による測定に加え、新しい痛みの測定法としてbrain-orientedツールが注目されています（脳波や近赤外分光法(NIRS)を活用した皮質活動の測定）。

🐾 痛みのケアの実際

痛みのケアの目標

　痛みの強さや期間、生理学的影響を最小限にし、痛みへの対処や回復に対して新生児が持つ能力を最大限発揮できるようにすること、および新生児にとって最もリスクが少なく、最も効果的な介入を行うことです。

非薬理的鎮痛法

ベッドサイド処置やケアに伴う痛み経験を少なくする認識を持つ

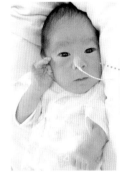

固定テープ
は最小限に
します。

- 新生児に触れる際は、優しく丁寧に触れます。
- 医療用テープの使用を最小限にします。貼り替える際は剥離剤を使用し、皮膚が伸びないように押さえながら剥がします。
- 気管・口鼻腔吸引・体位変換などのケアや処置のタイミングと必要性を判断します。
- 足底採血の場合、傷の深さが自動的にコントロールされる全自動型ランセットを使用します。
- 呼吸デバイス(DPAP、SIPAPなど)のプロングは、鼻腔周囲へ圧迫しないよう固定します。

処置の際の環境調整

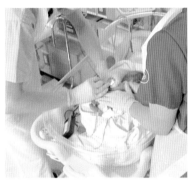

- 過剰な光を避け、自然の日照リズムに合わせます。静かで落ち着いた環境を提供します。
- 痛みを伴う処置を医師・看護師間で共有し、優先度を考え、ケアパターンの調整を行います。
- バイタルサインの変動を伴う可能性のあるケアや処置前後は、回復する時間(少なくても20分以上)を設けるようにします。
- 可能な限り侵襲の少ないモニタリング方法を選択します。

新生児への痛みのケア(個々の新生児の反応に応じて実施します)

❶包み込みやホールディングを行います。

- 足底採血時の鎮痛緩和効果、気管/咽頭吸引する間の有効で安全な鎮痛法の一つとされています。
- ケア介入中の新生児の反応を観察しながら、筋緊張や行動に基づいて支援する程度を見極めます。
- 動きを抑制するのではなく、身体境界域を意識し、温めた手で行います。
- 終了時にはすぐに手を離すのではなく、ゆっくりと時間をかけて外していきます。

 注目！

採血時には付き添い、新生児が感じている痛みに向き合い、測定用ツールを用いて痛みの評価を行います。

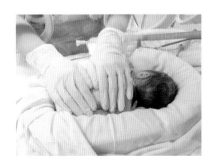

 注意！ 早産児は、皮膚受容器で受容する刺激が有害か無害かを判断することが難しいとされています。そのため、触れられること自体がストレスとなることにも注意しましょう。

注意！ 自ら屈曲位になることができ、手を口元にもっていくなどの安定化サインが増えてきた新生児のホールディングでは、四肢を押さえ込まず、行動を妨げないように両手で包み込みます(新生児の発達に応じたケアが必要です)。

❷ 上肢の把握をサポートします。

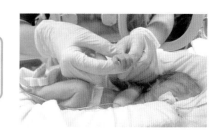

新生児が何かを
つかもうとする
際に行います。

❸ ポジショニングにより安楽な姿勢を維持します。
- 採血などの際には、あらかじめ採血場所を医師と確認しておくとよいでしょう。
- 新生児の手を口元に持っていく、個々の新生児にとって安楽な体位が取れるように支援します。

❹ 抱っこやアイコンタクト、新生児に話し掛けるなど心地よい介入を行います。
- 覚醒状態に応じて行います。

❺ おしゃぶりを吸啜させます。
- 新生児の反応に合わせ、無理に吸わせないように注意します。
- 未熟性が強く呼吸状態が安定していない時期の早産児では、無呼吸の原因となることがあるため、修正週数や日齢、呼吸状態を観察しながら使用していくことが必要です。

注意！　おしゃぶりの使用については、直接授乳への影響を考慮し、家族に必要性を説明して同意を得ておく必要があります。

 観察のポイント
☑ 新生児の安定化サインをよく観察する。

❻ 直接授乳やカンガルーケアを実施します。
- 家族の協力が必須になります（p.123「❽ **授乳**」参照）。

これも覚えておこう！

FCC（family centered care）の概念と痛みのケア
侵襲の少ないケアへの取り組みには、医療者だけでなく、子どもを思う家族の新鮮な感覚が不可欠となります。またNICUからGCUに移床後の、経過が安定している子どもの母親に実施した調査では、78%の母親が「痛みを伴う処置が行われる場合、わが子のそばに付き添っていたい」と回答していた一方で、「辛くてみていられない・泣いて自分を責める」という回答もありました[4]。看護者は、新生児の表情や行動の変化を家族に伝え、家族と新生児のコミュニケーションが深まるように支援します。また家族と痛みのケアに関する情報共有を行い、個々の家族の状況や状態および子どもの状態によっても異なる価値観を知ることが第一歩となります。それをもとにどのように家族と協働できるのか、施設内でも他職種を含め対応を話し合うことが必要です。

これも覚えておこう！

ショ糖による鎮痛効果
ショ糖の口腔内投与は足底採血・静脈穿刺・筋肉内注射の際の鎮痛に有用とされています。しかし、ショ糖の口腔内投与は、修正齢に応じた適正な用量や投与回数が確立しておらず、繰り返し使用した場合の安全性は確認されていない現状があります。ショ糖の使用は、各施設においてプロトコールを作成した上で、医師の指示に基づき非薬理的緩和法と併用し、親の同意を得て必要最小限の範囲で行うことが重要とされています。

薬理的鎮痛法

- NICUにおいては、痛みの強さの異なる種々のベッドサイド処置に対して、特定の鎮痛薬や投与法を推奨するにはエビデンスが十分ではないとされています。
- ただし、強い痛みを伴うことが予測される場合に、フェンタニルやオキシブプロカインなどの使用は積極的に検討されています。また非薬理的鎮痛法と併用して使用することが望ましいとされています。

⑧ 授 乳

新生児にとって母乳は栄養学的組成、免疫力および消化性からみて最も適しており、親子関係形成期にある母子にとって母乳育児は愛着形成に役立つ行為です。日本小児科学会では、早産・極低出生体重児の経腸栄養に関する提言として、「早産・極低出生体重児においても自母乳が最善の栄養であり、早産・極低出生体重児を出産した母親に最新の情報に基づいた母乳育児・搾乳支援を提供しなければならない」としています[1)]。そのため、新生児の未熟性、疾患とその治療に伴い、母親が直接的に母乳育児できない期間を乗り越えて母乳の分泌を維持し、個々に合った母乳育児を確立できるように支援を行います。

🐾 母乳分泌の維持・促進

母乳分泌の維持・促進のための取り組み

①産前訪問での取り組み	・早産が予測されるまたは、胎児の疾患が疑われる場合など、家族の希望を確認し訪問を行う。 ・新生児科医師、NICU看護師が、出産前の家族と面会し、NICUでの母乳育児に関する説明を行う。
②出生直後の早期母子接触	・新生児の状態に応じて、超早産児であっても分娩直後の早期母子接触を行う。
③口腔内への母乳塗布	・両親が子どものケアに参加する意義を踏まえ、早期に実施する。 ・滅菌綿棒に搾母乳を含ませて新生児の口腔内に塗布する（写真）。 ・少量の乳汁を口腔内に塗布することで、腸管の運動と消化液の分泌を促す[2)]。 ・咽頭の正常細菌叢の指標となる緑連菌の定着が早まる[3)]。
④産科病棟との連携 （帝王切開後など）	・母親がすぐに子どもに面会できない場合であっても、母乳をしみこませた綿棒または搾母乳があれば、母親の代わりに看護師が運搬し、新生児に提供する。

📋 看護のポイント

● 両親に対し、母乳育児の重要性を説明するとともに、動機付けをはかります。

● 母親の体調を考慮し、母乳分泌を維持するための具体的な方法や搾乳方法などを伝えます。

● 新生児に触れることに不安が強い場合、見学から始める、看護師が手を添えるなど段階的に援助します。

● 口腔内母乳塗布の意義や方法を説明し、その反応を読み取れるよう支援します。

● 搾乳状況を観察し、母親が専門的なケアを必要としていないか、見守りや声掛けを行います。

● 児の未熟性や疾患により、搾乳を継続する必要がある場合は、電動搾乳器の使用を提案するなど、母親の生活スタイルにあった搾乳継続への支援を行います。

注目！

医療者が母乳を扱う際には、敬意をもって取り扱います。また無駄なく使用できるように配慮します。

これも覚えておこう！

感染予防の点からみた母乳育児の意義

次の理由により、新生児は可能な限り母乳栄養がなされるべきであるとされています。

● 母乳は感染予防の効果だけでなく、免疫学的に広範な働きをしている。

● 初乳には、高濃度の感染防御因子が含まれていて、未熟な腸粘膜を覆い、感染を予防する。

● 母乳中の感染防御システムには、どんな病原体からも消化管粘膜を守ろうとする非特異的免疫と特定の病原体に対してより効果的に作用する特異的免疫がある。

● 母乳中にあって消化管粘膜で防御作用をもつ因子には、糖たんぱく質、オリゴ糖、脂肪、白血球がある。これらは相乗的に働いて炎症を抑える。

● 室温に置かれた人工乳は腐敗するが、母乳は生きた液体なので腐敗しにくい。　　　　　　（文献3、4を参考に作成）

母乳育児の利点

❶ 新生児にとって最適で最高の栄養である。
❷ 消化がよい（母乳に含まれるリパーゼは、母乳中の脂肪をより効果的に消化し、新生児の胃に負担をかけない）。
❸ 感染症にかかりにくい（肺炎や気管支炎などの呼吸器疾患、胃腸炎や壊死性腸炎などの消化管感染症、中耳炎、ロタウイルス感染症などに感染するリスクが低下する）。
❹ アレルギーのリスクを低下させる。
❺ 乳幼児突然死症候群のリスクを低下させる。
❻ 便秘になりにくい。
❼ 知能・認知面での利益（複数の研究で知能指数、認知能力が高いことが示されている。これらの認知能力の違いは、母乳だけを与えられた期間、与えられた母乳の量に依存する）がある。
❽ 視機能の発達のよいことが、成熟児でも早産児でも認められている。
❾ 母子の愛着形成（絆）を強める。
❿ 経済的で無駄がない。

（文献5を参考に作成）

🐾 カンガルーマザーケア

- カンガルーマザーケアとは、母親が新生児を直接、肌と肌を触れ合わせて抱き、保育するケアのことです。できるだけ早期から開始します。

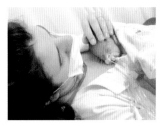 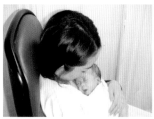

注目！
新生児と両親がゆっくり穏やかな時間を共有でき、相互作用できるよう落ち着いた環境を提供します。

これも覚えておこう！

KMC（カンガルーマザーケア）の効果
- 体温調整が効果的になされ、低体温のリスクが減少します。
- 児の心拍数、呼吸数、呼吸状態、酸素化、酸素消費量、血糖、睡眠パターンが改善されます。
- 母親の不安感が軽減されると同時に自信が向上し、母親としての達成感が高まります[6]。
- 皮膚接触とそれに続く新生児による母親の乳首への刺激が母乳分泌をもたらします[7]。
- 分娩直後からの早期母子接触は、新生児の咽頭の正常常在菌叢を早く確立させます。早期産児への早期のカンガルーマザーケアは、咽頭正常常在菌（とくに緑連菌）の定着を促し、メチシリン耐性黄色ブドウ球菌（MRSA）の保菌予防効果があります[3]。
- 快適な触覚・運動感覚刺激を通して、新生児の神経行動学的な発達を促進することに繋がります。

根拠
カンガルーケアの科学
　　カンガルーケアは母親（父親）の素肌の胸に皮膚を触れ合わせて児を直接、抱くものです。親子の愛着形成、母乳育児の促進に優れた効果があるだけでなく、児のバイタルサインの安定、静睡眠の時間の増加、痛みのコントロールや入院期間の短縮に効果があるとされています。人工呼吸管理中でも可能ですが、各施設の適応基準で行います。大阪母子医療センター NICUで、NAVAで人工呼吸管理中の早産児14名延べ34回のカンガルーケア前後で呼吸努力を反映するEdi peak（横隔膜の活動電位）の値を解析しました。カンガルーケア中はその前後に比べ有意にEdi peakの数値が低く、児の呼吸努力が軽減していることが明らかになりました[8]。　　（Dr. 平田）

■ カンガルーマザーケアと搾乳後の非栄養的吸啜（NNS）

● カンガルーマザーケアや搾乳後の非栄養的吸啜（non-nutritive sucking：NNS）は、できるだけ早期から開始します。非栄養的吸啜とは、母乳など栄養物を伴わない吸啜や空乳首、おしゃぶりによる吸啜を指します。

● NNSには、酸素化を促進する、深い睡眠を促す、痛みの緩和や新生児自身の鎮静、経口哺乳の準備に活用できる、などの効果があります。

 注目！

● おしゃぶりを安易に使用するよりも、ポジショニングや抱っこなどで愛着への欲求を満たすことが大切です。

注意！ ● 人工乳首は、一般的なおしゃぶりと比較して、大きく口を開けて乳首をくわえるため、頬部の緊張の低下や下顎、舌などの運動制限が起こりにくいです。また母親の乳房をくわえる際は、人工乳首と比較して口唇の開きがより大きく必要となり、吸啜時の変形量が異なると言われています。母子分離状況にあるNICUでは、おしゃぶりや人工乳首を使用せざるを得ないこともありますが、NNSによる効果を目的としたおしゃぶりの使用は慎重に考える必要があります[9]。

● 現時点で短期的な害は報告されていませんが、NNSによる効果を目的としたおしゃぶりの使用は慎重に考える必要があります。

■ 経管栄養法における栄養カテーテルの挿入と固定

■ 経管栄養法の目的

● 修正週数32週未満または経口授乳確立までの新生児の栄養補給
● 消化状態の評価、内服薬の投与、上部消化管の減圧

■ 必要物品

● 必要物品を準備します（赤字：写真あり）。

❶栄養カテーテル　❷剥離剤　❸固定用テープ　❹ハサミ
❺シリンジ　❻生理食塩水　❼pHチェッカー　❽聴診器　❾ゴミ袋（入れ替え時）

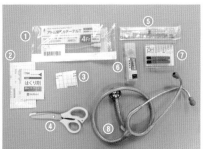

体重と栄養カテーテルのサイズ

体重(g)	カテーテルサイズ（アトム社製）	外径(mm)	長さ(cm)	深度メモリ（Tタイプ）
800gまで	3Fr	1mm	40cm	先端から10〜25cmまで1cm刻みに目盛りを印字
〜2,000gまで	4Fr	1.35mm	40cm	
〜3,500gまで	5Fr	1.7mm	40cm	
〜5,000gまで	6Fr	2.0mm	40cm	

※他分野（輸液、麻酔など）との相互接続防止、不意の外れや加圧投与時の外れ防止のためのロック式接続構造となります（ISO80369-3経腸栄養関連コネクタ紫色）。

■ 経鼻栄養カテーテル挿入時の手順

❶個人防護具を装着します。

❷栄養カテーテルを鼻から目印の箇所まで静かに挿入します。

❸栄養カテーテルを挿入する長さの目安は、「児の鼻尖から耳介までの長さ＋耳介から剣状突起までの長さ＋剣状突起と臍の中央」とします。

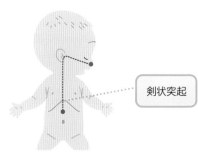

剣状突起

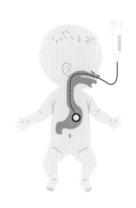

😺 **観察のポイント**

☑ 仰臥位かつ頭部が後屈しすぎない体位とする（ポジショニング用具のゆるみを修正する）。

☑ 疼痛緩和のため、軽く上肢の包み込みを行う。

☑ 吸気時に挿入し、嘔気、咳込み、チアノーゼの出現に注意する。

☑ 挿入時に抵抗がある、呼吸状態に異常を認めるときには、無理せず児のバイタルサインが安定してから入れ直す。

■ 経鼻栄養カテーテル挿入位置の確認

❶ 胃内に挿入されていることを確認します。

❷ 注射器で胃内容物を吸引します。胃内容物が胃液様または残乳様であり、pHが酸性であることを確認します。

❸ 心窩部に聴診器を当て、注射器で0.5 ～ 1mLの空気を入れて気泡音を確認し、注入した空気は抜きます。

❹ 胃内容物が吸引できない場合は、生理食塩水0.5mLを注入し、その後この生理食塩水を回収してpHが酸性であることを確認します。栄養カテーテルが気道に入っていれば生理食塩水注入時にむせるなどの症状を認めます。栄養カテーテルが気道に入っていた場合、生理食塩水はほとんど回収できません。

❺ 以上のことを行っても胃内挿入が確認できない場合は、X線撮影を行い、位置の確認が終了するまで栄養カテーテルは使用しません。

> 🐶 **注意!** 抜けかけた栄養カテーテルを再固定する場合なども、挿入時に抵抗があったり、呼吸状態に変化があったりするなどの異常を認めるときには、上記に準じた確認を行います。

■ 絆創膏による栄養カテーテルの固定

● 超低出生体重児では、皮膚損傷予防のため、経口挿入または❶のように固定します。

● 修正週数30週以降の非挿管児で、体動が激しく抜去の可能性がある児には❷の方法で行います。

> 🐶 **注意!** ❶の方法をとり、かつ頬部との2点固定を行うと、カテーテルが2点固定の間で浮くことになり、児の手指で引っ掛けるなどの事故抜去のリスクも高くなります。頬部との2点固定はスキントラブルの原因となることが多いので推奨されません。

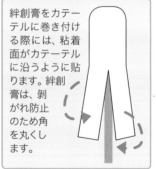

絆創膏をカテーテルに巻き付ける際には、粘着面がカテーテルに沿うように貼ります。絆創膏は、剥がれ防止のため角を丸くします。 ❶

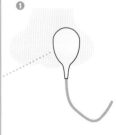

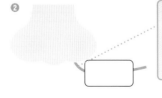

❷

鼻と絆創膏の隙間のカテーテルに児が手をかけないように、隙間を少なくして固定します。

■ 栄養カテーテル交換に関する看護のポイント

● 栄養カテーテルは、週に1回交換します。

● 経鼻挿入の場合は、前回とは異なる鼻腔へ挿入します。

● 交換予定日にX線撮影の予定がある場合は、撮影前に交換や挿入を済ませ、X線で先端確認できるようにします。

経管栄養の実際

保育器内での乳汁注入の自然落下方法

- 温乳器で温めておいた乳汁の入った哺乳びんに書かれている氏名と乳汁の種類（濃度）を指示簿と照らし合わせて確認します。
- 注射器で指示量を吸い、注入します。

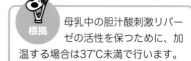

根拠　母乳中の胆汁酸刺激リパーゼの活性を保つために、加温する場合は37℃未満で行います。

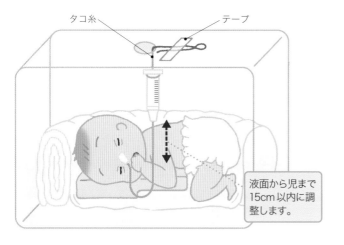

タコ糸　テープ

液面から児まで15cm以内に調整します。

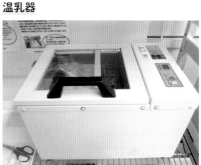

温乳器

注意！　**胃内残渣物の確認時におけるポイント**
- 胃内残渣物が乳汁の場合は、胃内にゆっくり戻します。
- 吸引物が1回注入量の10%以内であれば、予定注入量を注入します。それ以上であれば医師へ報告し、指示があれば予定量から吸入量を差し引いた量を注入します。
- 胃内残渣物が胆汁様、血性などであれば、医師に報告します。吸引物に異常がある場合は胃内に戻しません。

看護のポイント

- 栄養カテーテル抜去による誤嚥（aspiration）を防ぐため、カテーテルの挿入の長さと、固定が確実にされているかを確認します。
- 注入中は、乳汁の減り具合を観察します。呼吸状態を考慮し、自然落下で15～30分を目安に吊り下げている注射器の高さ（液面から児まで15cm以内）を調節します。
- 注入中に無呼吸発作が誘発されている場合には、シリンジポンプを使用して注入時間を調節します。

注目！
注入中に新生児がカテーテルを触らないようにカテーテルの位置に気をつけ、落ち着ける安楽な良肢位を保持します。

経口授乳

 ### 直接授乳

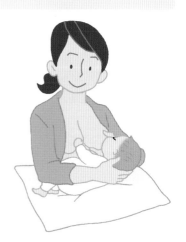

- 修正週数32週以降で呼吸障害がないか、あっても軽度の場合は、心拍数・呼吸数・酸素飽和度をモニターしたうえで、直接授乳を行います（直接授乳から開始します）。
- 早産児の経口自律哺乳への欲求が強い場合を除き、呼吸・吸啜・嚥下の協調運動が確立するまで（一般的には修正週数34 〜 36週頃）は、原則的に直接授乳と経管栄養を中心とします。

注目！
面会時などを利用して、少しでも多く直接授乳の練習ができるように支援し、直接授乳の早期確立を目指します。

NICUにおける標準的な直接授乳の開始基準

❶ 修正週数32 〜 33週以降
❷ 呼吸障害があっても軽度であり、必要な酸素濃度が25%以下
❸ 無呼吸発作が1日5 〜 6回以下

（文献10より引用）

根拠
吸啜反射は28週頃から認められますが、これがただちに経口哺乳と結びつくわけではありません。経口哺乳が確立するためには、嚥下反射の確立が必要であり、修正週数32 〜 34週で完成します。吸啜と嚥下と呼吸が協調してくるのは34週を過ぎてからなので、この時期以降であれば、ほぼ安全に経口哺乳が可能となることが多い[10]ようです。しかし、早産児では36 〜 37週頃までは吸啜、嚥下と呼吸の協調運動が困難であるため、哺乳時にチアノーゼが出現することが多いので、モニタリングが必要なこともあります。

注目！
直接授乳は、新生児の状態を観察しながら行い、ストレスサインの出現に注意して徐々に時間を長くし、約30分程度で終了します。

よくあるギモン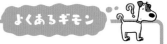

哺乳びんによる授乳と直接授乳ではどう違うの？
- 直接授乳の場合：哺乳開始時に非栄養的吸啜（non-nutritive sucking）とよばれる「チクチク」とした1秒に数回のすばやい吸啜を行うことよって母親に射乳反射が起こり、母乳が新生児の口腔内に流れ始めると、1秒間に1回のゆっくりとしたリズムに変化します[11]。
- 哺乳びんによる授乳と直接授乳を比較した場合：直接授乳のほうが哺乳時の徐脈と酸素飽和度の低下が少なく、同様に低出生体重児においても、哺乳びんで授乳したときよりも直接授乳のほうが、経皮酸素分圧の低下の割合が低いと報告されています[11]。

 ### 直接授乳での抱き方

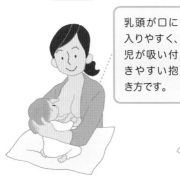

たて抱き

乳頭が口に入りやすく、児が吸い付きやすい抱き方です。

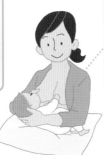

よこ抱き

体が密着するので、安定しやすく、飲ませやすい抱き方です。

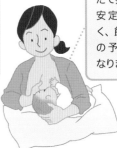

わき抱き

たて抱きより安定しやすく、飲み残しの予防にもなります。

🐾 適切な抱き方に関する指導のポイント

☑ 母親が快適な姿勢をとり、児を乳房の高さで抱いている。

☑ 児の体と母親の体は隙間がないほど、ぴったりついている。

☑ 児の顎が先に乳房に近づく、鼻は通常、乳房につかない。

☑ 児が大きく口を開けたら、母親の腕全体で児を乳房に寄せてくる。

☑ 下唇に注目し、下唇は乳頭の下の部分からできるだけ離れたところに先につき、乳頭・乳輪のできるだけ広い範囲を口の中に入れるようにする。

☑ 下顎は乳房にぴったり、またはくい込むほど密着している。

☑ 児の体と頭はねじれておらず、児の体は丸まらないようにする。

☑ そのまま、児の頭が乳房から離れないように保つ。

■ 吸着開始時の児の位置（ポジショニング）に関する看護のポイント

左乳房からの授乳

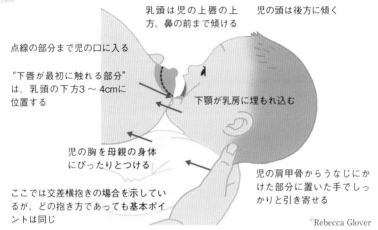

乳頭は児の上唇の上方、鼻の前まで傾ける

児の頭は後方に傾く

点線の部分まで児の口に入る

"下唇が最初に触れる部分"は、乳頭の下方3〜4cmに位置する

下顎が乳房に埋もれ込む

児の胸を母親の身体にぴったりとつける

児の肩甲骨からうなじにかけた部分に置いた手でしっかりと引き寄せる

ここでは交差横抱きの場合を示しているが、どの抱き方であっても基本ポイントは同じ

©Rebecca Glover

(Reprinted with permission. Contact information to Rebecca Glover: www.rebeccaglover.com.au)

（文献12より引用）

■ 観察のポイント

🐾 吸着について

☑ 児の口が大きく開いている。

☑ 児の下顎が乳房に触れている。

☑ 児の下唇が外向きに開いている。

☑ 児が吸啜して、少し休憩、そしてまた吸啜する（ゆっくりした、深い呼吸）。

☑ 母親に児が嚥下している音が聞こえる。

☑ 乳頭・乳輪から乳房までの広い部分が児の口の中に入っており、授乳の途中で乳房を離そうとしても乳房は児の口内に強く引き込まれていて容易には離れない。

☑ 効果的な吸着ができていれば、母親は授乳の際には乳房を吸われていると感じるが痛みは感じない。

注意！ 児が効果的な吸啜ができるように吸着していると、これらの様子が見られます。

（文献13より引用改変）

🐾 適切な授乳ができている場合

☑ 児は哺乳の初めは早く吸啜するが、射乳が起こると1秒間に1回のゆっくりとしたリズムで吸啜・嚥下し、ときどき休息しながら最初の乳房を約15〜20分かけて飲む。

☑ 児の腕と手がリラックスし、嚥下音が聞こえる。24時間に6回以上、薄い尿でオムツを濡らし、3回以上の排便がある。

☑ 母親は授乳の前には乳房の張りを感じ、授乳後にはやわらかく感じる。乳房や乳頭に痛みはない。

（文献14より引用改変）

吸わせ方・吸着の際の手順に関する看護のポイント

❶ 児の唇に乳頭で触れて、探索反射を誘発します。

❷ 児が大きな口を開くまで待ちます（あくびをしているほどの大きさ）。

❸ 児を乳房へ近づけます（ただし、乳房を乳児に近づけるのではない）。

❹ 児の身体全体を乳房のほうへ近づけます。

❺ 児が口いっぱいに乳房をくわえていることを確かめます。

❻ 吸着（吸い付き）を助けるために、授乳中は乳房を支えます。

❼ 乳房にうまく吸い付けない場合や母親が痛みを訴える場合は、陰圧を抜いて（母親の指を児の口に挿入する）児を乳房から離し、もう一度最初からやり直します。

哺乳行動の発達を観察するための指標：
PIBBS（premature infant breastfeeding behavior scale）

● PIBBSは早産児の探索行動、乳輪把握、吸着、その持続時間、嚥下などから発達を評価します。

● 母親とともに観察を行うことで、母乳分泌維持へのモチベーションにもつながります。

PIBBS（premature infant breastfeeding behavior scale）

	0	1	2	3	4	5	6
①探索	しない	少し	しっかり				
②乳輪把握	なし	乳頭の一部	乳頭全体、乳輪は含まず	乳頭と乳輪の一部			
③吸着とその特徴	全くしない	5分以上	6〜10分	11〜15分			
④吸啜	しない	なめたり味わったりするが吸啜しない。	1回だけ、まれに短い吸啜持続（2〜9回）	短い吸啜を繰り返す。時に長い吸啜持続（10回以上）	2回以上の長い吸啜持続		
⑤最大吸啜持続回数		1〜5回	6〜10回	11〜15回	16〜20回	21〜25回	26回以上
⑥嚥下	なし	ときどき	繰り返し				

（文献15より引用）

ニップルシールドの適応（文献16より引用改変）

● 母親の母乳分泌が良好にもかかわらず、直接授乳量が増えない。

● 母乳分泌が良いのに吸着がうまくいかない。

● ニップルシールドの使用により適切に吸着・吸啜でき、実際に乳汁移行が見られる。

● 低出生体重児では、吸啜の弱さを補うことで、乳汁移行が良くなることがある。

● 乳頭の痛みのためだけの使用は適応外。

注意！ ニップルシールドの注意点
● 抱き方と含ませ方の修正なしに、安易に使用することは避けます。
● ニップルシールドを使用するときには、十分な母乳分泌量があることが大切です。
● 使用により適切な吸着ができて、確実に母乳を飲み取ることができるかを確認します。
● 正しく適切なサイズのものを装着します。　　　　（文献16より引用改変）

哺乳びんによる経口授乳

- 哺乳びんによる授乳は、直接授乳を開始した後、修正週数34週以降で、新生児の欲求が強くなり、呼吸・吸啜・嚥下の協調運動が確立したと判断してから開始します。
- 哺乳びんによる授乳中は必要に応じて、酸素飽和度や心拍数をモニターします。

注意！ 哺乳びんによる授乳は、直接授乳の補足のための方法[17]として捉えます。

哺乳びんによる授乳に関する看護のポイント

- 哺乳びんの乳首を適宜児の口から外す、乳首内に乳汁がないように哺乳びんを倒すなどして呼吸しやすいように調節します。

注目！ 哺乳びんによる授乳時には、新生児が心地よく、新生児との大切なコミュニケーションの場であることを意識してかかわります。

哺乳びんによる授乳に関する観察のポイント

- ☑ 授乳前のStateとその調節は大丈夫か。
- ☑ 呼吸状態や心拍数の変化、チアノーゼの出現および増強に注意する。
- ☑ 呼吸状態、嚥下状態や哺乳量の観察を行う。
- ☑ 児の口の大きさに合った乳首の選択ができているかどうか。
- ☑ 舌をうまく乳首に巻き付けているか。
- ☑ 呑気は多くないかどうか観察する。
- ☑ 新生児のストレスサインの発現に注意し、無理な哺乳はしない。

注意！ 母児のなんらかの状況により、母乳育児が不可能または継続困難なケースに対しては、母親が自信喪失・役割意識のジレンマに陥ることなく、母親の役割を見いだし自信をもつことができるように支援します。

母乳育児確立までの流れ

受胎後週齢(週)	23	28	32	36	40
	急性期	回復期	成長期	家庭保育準備期	家庭保育期
呼 吸	人工換気療法		n-DPAP・NHF・NIVNAVA・HFNC・酸素療法		HOT準備期
環 境	保育器		コット		
栄養方法	絶食	経管栄養（口腔内母乳塗布）	直接授乳開始		直接母乳・経口哺乳
授乳間隔	2時間間隔		3時間間隔	自律授乳	
発 達	吸啜の動作	吸啜反射	嚥下	吸啜・嚥下・呼吸の一連の動きが確立（個人差あり）	
家族ケアの実際	やさしいタッチング	ホールディング	カンガルーケア・保育器外抱っこ		
	母乳育児支援（口腔内母乳塗布、子どものそばで搾乳）	NNS	直接授乳	直接授乳確立	母親主体の母乳育児
看護計画、カンファレンス	母乳分泌促進		直接授乳開始	直接授乳確立	退院前カンファレンス
母乳記録	母親の意思確認乳房の状態記録	搾乳量の記録	PIBBSスコア		
リーフレット	新生児棟に赤ちゃんが入院されたお母さんのための母乳育児（母親退院時）	カンガルーケアのご案内	直接授乳について		
	乳房外来、搾乳器のご案内			乳房外来のご案内（適宜必要時）	

（文献18より抜粋、一部改変）

沐浴・清拭（シャワー浴）の目的は、①皮膚を清潔に保つ、②新陳代謝を促進させる、③全身の状態を観察する、④新生児がリラックスできる機会となる、⑤新生児と実施者とのコミュニケーションの機会となる、⑥保育器内やコット周囲を整え、観察しやすい環境をつくり、安全にケアを行えるようにすることです。オムツ交換の目的は、排泄物で汚れた陰部・臀部を清潔にし、尿量や排便量、性状の観察を行うことです。

🐾 新生児の保清方法

● 新生児の保清方法で医学的な根拠に基づいた方法はなく、在胎週数、日齢、全身状態、実施後の全身状態を考慮し、清潔保持方法を検討します。

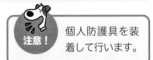

注意！ 個人防護具を装着して行います。

在胎週数と清潔ケア

在胎週数		22週	23週	24週	25週	26週	27週	28週	29週	30週	31週	32週	33週	34週
皮膚の特徴	角質層	角質層が存在しない			角質層2～3層									
	角質層の発達	生後8週間			生後3週間									
保清		汚染部分のみ洗浄（温湯または温生食）			シャワーのみ				状態に合わせてシャワーまたは沐浴					
泡石鹸の使用開始時期		生後3週間以降									生後2週間以降		生後1週間以降	

（文献1より引用）

🐾 沐浴

📋 必要物品

● ベビーソープ（泡タイプ）、バスタオル、小タオル、オムツ、尿とりパッド、カット綿（またはガーゼハンカチ）、衣類、リネン、ビニール袋、個人防護具、お湯（40℃程度）を準備します。

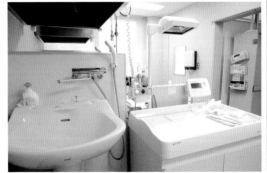
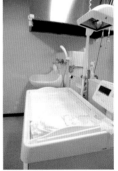

● 体重や状態に応じた湯桶（ボール、角バット、沐浴槽など）を準備します。

● 沐浴の開始時期や泡石鹸の使用開始は、在胎週数と修正週数から判断します（「**在胎週数と清潔ケア**」表参照）。

● 初めて沐浴を行う新生児や日齢の浅い新生児、保育器で体温管理を行っている新生児では、インファントウォーマー下で沐浴を実施します。

 注目！
バイタルサインやStateを観察し、実施可能かどうか判断します。実施前には新生児に優しく声掛けします。

注意！ 状態の急変に対応できるよう環境を整備します。授乳直後や空腹時、体温低下時、無呼吸発作回数の増加などがある場合は実施を控えます。

■ 方 法

● 湯桶の中で身体を支えながら洗う方法と、臥床状態で身体を洗い、湯桶の中で石鹸成分を洗い流す方法があります。新生児の体調や実施者が新生児を安全に支えることができるかどうかなどから判断します。

❶ 心電図モニターを装着している場合は、アラームをOFFにします。

❷ オムツ交換を伴うため、ビニールエプロン、手袋を装着します。

❸ 顔をカット綿または湿らせたガーゼハンカチで清拭します。目は目じりから目頭へ向けて拭きます。再度清拭する場合はカット綿・ガーゼハンカチの面を替えて拭きます。お湯の温度を確かめておきます。

注目！　身体を洗う順番

顔→頭部→頚部→上肢→胸腹部→下肢→背部→陰臀部の順に洗います。

注目！

額→頬→顎を拭いていきます。
左手で頭部から顔を支え、頚部の屈曲や過伸展を予防します。

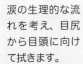

涙の生理的な流れを考え、目尻から目頭に向けて拭きます。

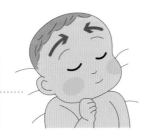

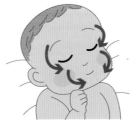

❹ 耳介部などは汚れやすいため、観察しながら拭きます。

❺ 洋服を脱がせ、小タオル（またはガーゼハンカチ）を身体に掛け、安定化を促します。オムツを外したあとは、実施者の手袋を外します。

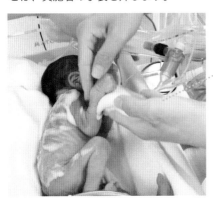

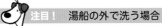

注目！　湯船の外で洗う場合

頚部から陰臀部までを洗います。頚部、腋窩、鼠径部、陰嚢の裏などの皮膚が密着しやすい部位は、汚れがたまりやすいので指でしわを伸ばして洗います。ベビーソープの泡を用いて実施者の指の腹や掌を滑らせるようにして、洗います。カット綿やタオルを用いて十分に洗い流します。

注意！　頭から熱を放散しやすいため、頭の水分はタオルで拭き取ります。

❻ 実施者の左手で新生児の後頚部、右手で鼠径部を支え、抱き上げます。

❼ 湯の温度を確認後、足から湯につけます。新生児の反応をみて、落ち着いたら実施者の右手を静かに外します。

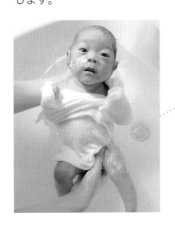

注目！　安全な支え方

実施者の右手は股関節から臀部を支え、親指のみ新生児の前面にくるようにします。

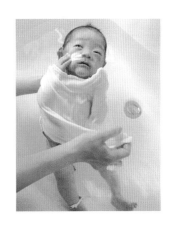

❽（湯船の中で身体を洗う場合）身体に掛けている小タオルを部分的に外しながら、ベビーソープで頭部から指の腹を使って洗い、湯で十分に洗い流します。必要時、かけ湯を行います。

注目！

湯温を実施者の前腕で確認または湯温計を使用し、38〜39℃前後を保つようにします。

❾背部を洗う際は、実施者の右手で新生児の左脇を支え、実施者の両手で挟み込むようにして背部を観察しやすくします。

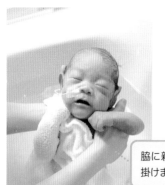

脇に親指を掛けます。

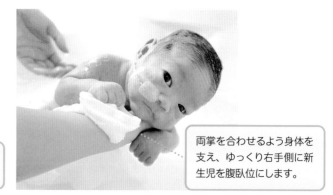

両掌を合わせるよう身体を支え、ゆっくり右手側に新生児を腹臥位にします。

❿お湯からあがる際には、ゆっくり小タオルを外し、新生児をゆすらないようにします。バスタオルで押さえ拭きをして、衣類を着せます。皮膚が重なる部分に水分が残りやすいため注意します。

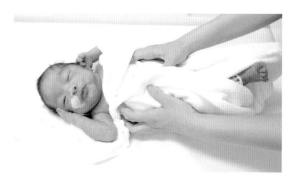

⓫（お臍がある場合は）綿棒でお臍の水分を除去し、消毒します。

注意！

- お湯に入った直後やお湯からあがる際には、実施者の手を急に動かさないようにして、新生児が安定化できるまで待ちます。
- 心電図モニターの電極は本体から外した後に無理にはがさず、お湯の中でジェルをふやかすようにして除去します。
- 点滴が入っている場合は、濡れないようにビニール手袋や袋などで覆います。呼吸デバイス装着中は、2名で支えて実施します。
- 皮膚トラブルの原因となるため、在胎週数に応じて石鹸を使用し、残さないよう洗い流します。
- 新生児が疲れないように、湯につかる時間は5〜6分までとします。

🐾 観察のポイント
☑ 新生児の全身の皮膚とともに、活気や呼吸状態なども観察する。

🐾 清拭（シャワー浴）

必要物品

● 必要物品を準備します（赤字：写真あり）。

❶ボール ❷カット綿 ❸オムツ ❹小タオル ❺吸水シーツ ❻尿とりパッド
❼泡石鹸（必要時のみ） ❽手袋 ❾ビニールエプロン ❿お湯（45 ～ 50℃程度）

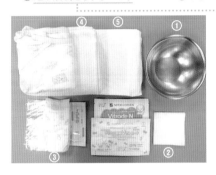

> **根拠**
> 泡石鹸の使用開始
> 在胎週数と修正週数から判断します
> （p.132「在胎週数と清潔ケア」表参照）。

方　法

❶ バイタルサインや覚醒状況を観察し、実施可能かどうか判断します。実施中1つ以上はモニタリングを継続し、状態の急変に対応できるよう環境を整備します。授乳直後や体温低下傾向、無呼吸発作回数の増加などがある場合は実施を控えます。必要時はインファントウォーマーを使用し、保温を行います。

> **注意！**
> 清拭（シャワー浴）は沐浴ができない場合に実施されますが、全身状態と角質層の保護のため、最小限の部位とします。また汚染部位のみ洗浄を併用します。

❷ 顔→頭部→耳→頸部→上肢（腋窩含む）→胸部→腹部→下肢→背部→鼠径部、陰部・臀部の順に行います。
❸ 全身状態、皮膚状態を観察します。
❹ カット綿に水分が適度に残るように絞り、こすらずぬぐうように行います。
❺ 湿潤しやすい耳介部、頸部、腋窩や鼠径部、陰嚢部は、必要時新しいオムツや吸水シーツを敷き、温水（40℃以下とします）で洗浄します。
❻ 身体に残った水分は、その都度タオルや乾綿で押さえ拭きを行い、低体温を予防します。
❼ 背部は側臥位にしながら、左右の背部を清拭します。
❽ 新しい心電図モニターを装着します。
❾ （お臍がある場合は）綿棒でお臍の水分を除去し、消毒します。

> **注意！**
> ● 泣いている場合は、なだめながら無理のない範囲で行います。タオルを掛け安定化を促します。
> ● 皮膚は脆弱なため、摩擦で皮膚損傷を起こさないようにします。
> ● 皮膚トラブルの原因となるため、石鹸や水分を残さないようにします。

これも覚えておこう！

ドライテクニック
ドライテクニックとは、オムツ交換時の清拭や出生時に付着している血液を清拭または部分的に洗浄するのみにとどめる方法です。正期産児であっても、出生直後の沐浴により体温低下や循環動態への影響があることから、それを防ぐために、また胎脂のもつ感染防御因子を残す目的で行われています（HBV、HCV、HIVキャリアを除く）。

🐾 オムツ交換

- 実施前には新生児に優しく声掛けします。

📋 必要物品

- 必要物品を準備します(赤字：写真あり)。
  - ❶オムツ(新生児の体格に合ったサイズ)　❷尿とりパッド(必要時)　❸おしり拭き
  - ❹手袋　　❺ビニールエプロン　　❻ビニール袋

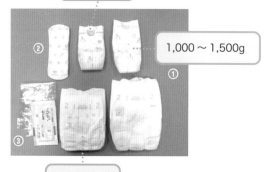

1,000g未満

1,000～1,500g

3,000g未満

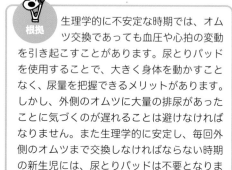

根拠 生理学的に不安定な時期では、オムツ交換であっても血圧や心拍の変動を引き起こすことがあります。尿とりパッドを使用することで、大きく身体を動かすことなく、尿量を把握できるメリットがあります。しかし、外側のオムツに大量の排尿があったことに気づくのが遅れることは避けなければなりません。また生理学的に安定し、毎回外側のオムツまで交換しなければならない時期の新生児には、尿とりパッドは不要となります。適宜使用の有無をアセスメントしていくことが必要です。

注意！ サイズの選び方
- 体重や足回りを考慮してオムツを選択します。
- 尿とりパッドは、必要時には新生児の股の幅に合わせてサイドを折ってサイズ調整を行います。

🐾 観察のポイント

☑ バイタルサインや覚醒状態を観察し、実施可能かどうか判断する。

📋 方　法

❶ ビニールエプロン、手袋を装着し、ビニール袋を2枚用意します。ビニール袋は、新生児の足側に口を開けて準備しておきます。

注意！ 水平感染を予防するため、個人防護具(PPE)を装着して行います。

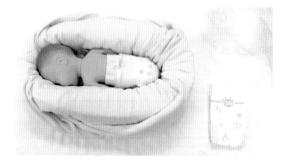

❷ 右手で下肢をサポートしながら、左手で臀部から下肢にかけて支えます。右手で新しいオムツを敷き込みます。

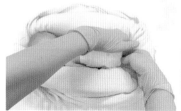 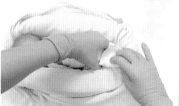 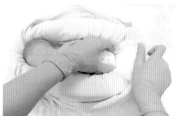

● 臀部を持ち上げるときに、足だけを引っ張ると股関節脱臼を起こす危険があるため注意します。
● オムツを入れ込む際に腹部を圧迫する可能性があります。マットレスやポジショニング用具を圧迫しながら行い、臀部は高く持ち上げないようにします。

❸ オムツを開きます。

 テープを開く際は、右手で臀部を包み込み、腹部を圧迫しないよう愛護的に行います。

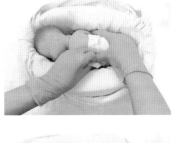

❹ 汚れている部分のオムツを折り込みます。おしり拭きで、陰部、臀部の汚れを拭き取り、おしり拭きをビニール袋に入れます。

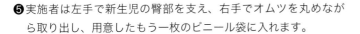

● 尿とりパッドを使用しており、汚染がパッドのみであれば、パッドのみ交換します。
● 排便時は便性の観察を行います。
● 男児は陰嚢の裏側に便が付着しやすいため、陰嚢・陰茎を持ち上げて拭きます。
● 女児は大腸菌による尿道口・腟の汚染を予防するため、前から後ろに向けて拭きます。
● 一度拭いたらおしり拭きの面を替えて拭きます。

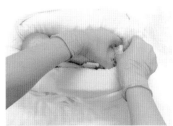

❺ 実施者は左手で新生児の臀部を支え、右手でオムツを丸めながら取り出し、用意したもう一枚のビニール袋に入れます。

● 排泄物が周囲につかないように、オムツは小さくまとめます。

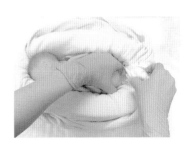

❻ 手袋を交換します。

❼ オムツのテープを装着する際は、新生児の腹部や股関節周囲を圧迫しないよう注意します。お臍が脱落していない場合は、臍輪部を出してオムツを装着します。大腿部のギャザーは外側に出しておきます。

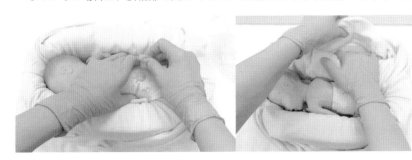

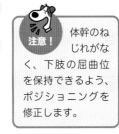 体幹のねじれがなく、下肢の屈曲位を保持できるよう、ポジショニングを修正します。

❽ 保育器からオムツを取り出す際は、足側から行います。オムツの重さから尿量を計測します。

 交換後は流水による手指衛生を行います。

5章

NICUで使用される代表的な薬剤

（平野 慎也）

薬剤情報は、2021年12月現在のものです。

本書で取り上げる商品の解説には、一部適応外（承認外）の商品の使用についても含まれます。実際の使用にあたっては、必ず個々の添付文書を参照し、その内容を十分に理解した上でご使用ください。

本書の記載内容には正確を期するように努めておりますが、薬剤情報は変更されることがありますので、薬剤の使用時には最新の添付文書などをご参照ください。また、従来の治療や薬剤の使用による不測の事故に対し、著者および当社は責任を負いかねます。

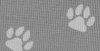

● NICUでの薬剤投与

NICUの新生児は、呼吸管理、循環管理などにおいて高度な集中治療を必要とする児が多いのはいうまでもありません。そして、経過中に疾患の治療あるいは疾患の発症予防として薬物療法が行われない児はいないといっても過言ではありません。出生体重の軽い小さな児ほど多くの薬物療法を必要としているという報告もみられます。NICUの新生児の薬物療法には高度な専門知識が求められます。未熟な新生児に有効で安全な薬物療法を行うためには、よく使われる薬剤について、副作用を含めて理解を深めておくことが大切です。

- それぞれの薬物の体内での薬物動態は、体重や生後日齢など生理的あるいは発達的な要素が効果や副作用に大きく影響します。
- 新生児に対して、用法・用量が確立されているものは少ないのが現状です。
- 薬物によっては基液との混在で結晶をつくりやすいもの、光などによる変化を受けやすいもの、フィルターに吸着するものなどがあるので薬の特性を考えて投与します。
- 投与量の間違いを防ぐために、ダブルチェックや体重あたりの換算量の表を準備するなどの対策が必要です。NICUの新生児に安全に薬物療法が行えるように、病棟薬剤師との協働がのぞまれます。

❀ NICUで使用される代表的な薬剤

1 心血管作動薬

一般名(商品名)	外 形	効果・効能	主な副作用	注意点
ミルリノン (ミルリーラ®)		・心筋収縮力増強、心拍出量増加、血管拡張作用 ・心拍数、心筋酸素消費量を増加させずに強心作用を発現	頻脈、不整脈、血小板減少、血圧低下	・腎排泄のため、腎機能が低下している患者では十分な観察が必要である。 ・投与時血圧が急激に低下することがある。 ・呼吸、心拍、血圧、尿量、電解質をモニターしながら使用する。
アドレナリン (ボスミン®)		・心筋収縮力増強、心拍数増加	頻脈、不整脈、過剰投与で高血圧、急性肺水腫、不整脈、心停止	・心拍数、血圧、経皮酸素濃度などを連続モニターする。 ・low dose(〜 500ng/kg/分)：心拍数、心拍出量の増加をいくぶん伴い、体血管と肺血管を拡張させる。 ・high dose：体血管収縮→血圧上昇
ノルアドレナリン (ノルアドリナリン注1mg)		・心筋収縮力増強、心拍数増加、心拍出量増大 ・末梢動脈収縮	頻脈、不整脈、過剰投与で心拍出量減少	・中心静脈より投与する。 ・心室後負荷(末梢血管抵抗など)が上昇し、心機能が低下傾向の症例には血行動態を増悪させる可能性がある。 ・血圧を連続モニターする。
ニトログリセリン (ミリスロール®)		・血管を弛緩させて前負荷を減少 ・肺動脈・全身の動脈拡張、血管抵抗の低下	血圧低下、頻脈、不整脈	・低用量から徐々に開始し、反応を見ながら使用する。 ・高用量では低血圧や二次性の不整脈をきたすことがある。 ・メトヘモグロビン血症にも注意する。
ドパミン塩酸塩 (イノバン®)		・心収縮力増強 ・血圧上昇	不整脈、動悸、麻痺性イレウス、頻脈	・中心静脈からの投与が望ましい。 ・血圧や脈拍数、尿量等をモニターする。 ・用量が増えるにつれ、腎血流増加、上腸間膜血流増加、冠動脈血流増加→強心作用→末梢血管抵抗増加(血管収縮)を認める。

一般名（商品名）	外形	効果・効能	主な副作用	注意点
ドブタミン塩酸塩（ドブトレックス®）		・心収縮力増強、心拍出量増加、冠血流量増加 ・左室拡張末期圧低下	頻脈	・アルカリ製剤と混注しない。 ・血圧や心拍数、尿量をモニターする。 ・心拍数の増加作用、血圧上昇作用は弱い。
アルプロスタジル（パルクス®）		・動脈管の開存 ・肝・腎血流増加 ・肺血管抵抗低下 ・末梢血管拡張	無呼吸、血圧低下	・血小板凝集抑制作用がある。 ・持続注入開始後は無呼吸が起こることがある。 ・遮光して保存する。
バソプレシン（ピトレシン®）		・アシドーシスの環境下でも強力な血管収縮効果を生じる。 ・カテコラミンに抵抗性の敗血症の治療 ・本来、下垂体性尿崩症の治療薬	低ナトリウム血症、血小板減少	・血管拡張によるショックに伴う昇圧 ・十分な血管内容量、心収縮力のもとで使用する。
L-イソプレナリン塩酸塩（プロタノール®L）		・持続静注で、末梢血管軽度拡張、心拍出量増加、心収縮力増強、心拍数増加	頻脈、不整脈	・心電図のモニタリングを行う。 ・気管支拡張作用もある。

2 抗凝固薬・DIC治療薬

一般名（商品名）	外形	効果・効能	主な副作用	注意点
ヘパリンナトリウム（ヘパリンNa）		・DICの治療 ・血管カテーテル挿入時の血液凝固防止 ・血栓塞栓症の治療と予防	出血、血小板減少	・アンチトロンビンⅢが低い場合には抗凝固作用が劣る。
トロンボモデュリン アルファ（リコモジュリン®）		・DICの治療	肝機能障害、出血	・主として腎臓から排泄される。 ・末梢静脈からの投与も可能。 ・出血傾向のある場合は使用しない。 ・血中半減期は約20時間と長いので1日1回で可。
ナファモスタットメシル酸塩（フサン®）		・DICの治療 ・出血性病変・出血傾向を有する場合の血液体外循環時の灌流血液の凝固防止 ・膵炎の改善 ・抗凝固のみでなく、線溶系を抑制する作用も強い。	高カリウム血症、低ナトリウム血症	・電解質に十分な注意が必要である。 ・生理食塩水で希釈すると白濁する。
ガベキサートメシル酸塩（エフオーワイ®）		・DICの治療 ・膵炎の改善 ・抗線溶活性はフサン®ほど強力ではない。	静脈炎、皮膚壊死、発赤、出血傾向、肝機能障害	・血管外漏出がなくても皮膚潰瘍、皮下組織壊死、血管壊死などの皮膚障害が起こることがある。 ・末梢静脈からの投与では、0.2％を超えない薬液濃度で使用する。

3 利尿薬

一般名（商品名）	外 形	効果・効能	主な副作用	注意点
フロセミド（ラシックス®）		・ループ利尿薬 ・強力な利尿薬	低カリウム血症、低ナトリウム血症、代謝性アルカローシス	・アミノグリコシド系抗生物質（ゲンタマイシン、アミカシンなど）との併用によって聴覚障害（感音性難聴）の危険性が増加する。 ・インドメタシンは利尿作用を減弱させる。
カルペリチド（ハンプ®）		・血管拡張作用も併せ持つ。 ・急性心不全の際、前負荷、後負荷ともに減少させる。	血圧低下、徐脈、不整脈、電解質異常	・フロセミドとの併用で利尿作用を増強させる。 ・血圧、心拍数をモニターする。 ・原則単独ルートで投与する。 ・ヘパリンと混注しない。
カンレノ酸カリウム（ソルダクトン®）		・カリウム保持性利尿薬	ナトリウム低下、高カリウム血症、嘔吐、下痢	・電解質をチェックする。

4 アシドーシス治療薬

一般名（商品名）	外 形	効果・効能	主な副作用	注意点
炭酸水素ナトリウム（メイロン®）		・アシドーシスの補正	過量投与で高ナトリウム血症、高浸透圧血症	・"不足塩基量（Base Deficit mEq/L）×0.2×体重（kg）"を静脈内注射する。 ・新生児に急速に投与すると、頭蓋内出血を起こすことがある。 ・血管外へ漏れると組織の炎症・壊死を起こす。 ・投与後アシドーシスの改善を確かめる。 ・1mEq/分以下の速度で投与する。

5 呼吸器用薬

一般名（商品名）	外 形	効果・効能	主な副作用	注意点
肺サーファクタント（サーファクテン®）		・肺サーファクタント欠乏による呼吸窮迫症候群（RDS）の治療 ・胎便吸引症候群など二次性サーファクタント欠乏の治療	とくになし。	・溶解の際は、あらかじめ瓶を振って粉状にしておく。生理食塩水を注入する際には瓶の壁を伝わらせて流し込むようにし、泡立てないようにする。 ・経皮酸素分圧モニターで、酸素化の状態を見ながら投与する。血液ガスモニタリングを行う。 ・動脈管開存症が症候性になることがある。
アミノフィリン水和物（アプニション®）		・早産・低出生体重児における原発性無呼吸 ・呼吸中枢の刺激作用	腹部膨満、嘔吐、下痢、興奮、痙攣、頻脈	・エリスロマイシン、シメチジン、アシクロビルは血中濃度を上昇させる。 ・フェノバルビタール、フェニトイン、カルバマゼピンは血中濃度を低下させる。 ・早産児、低出生体重児はクリアランスが児によって大きく異なるので血中濃度をモニターする。

一般名（商品名）	外　形	効果・効能	主な副作用	注意点
無水カフェイン（レスピア®）		● 早産・低出生体重児における原発性無呼吸（未熟児無呼吸発作）	頻脈、過量投与で、筋攣縮、易刺激性	● 静注と経口が可能なバイアル製剤であり、初回投与は静注、維持投与は静注または経口となっている。 ● カフェインおよび他のメチルキサンチン系薬剤の血中濃度を上昇させるおそれがあるので、本剤以外のメチルキサンチン系薬剤との同時投与を避けること。
ドキサプラム塩酸塩水和物（ドプラム®）		● 呼吸中枢に選択的に作用して、呼吸促進作用を発揮	嘔気・嘔吐などの消化器症状、多発性胃穿孔、壊死性腸炎、腹満、血便の報告がある。	● 新生児・未熟児に対しては禁忌とされている。十分な説明と同意のもと慎重に投与する。 ● 0.2mg/kg/時～1mg/kg/時から効果をみながら徐々に増量する。

6 鎮静薬

一般名（商品名）	外　形	効果・効能	主な副作用	注意点
フェノバルビタールナトリウム（ノーベルバール®）		● 新生児けいれん ● てんかん重積状態	意識障害、血圧低下、呼吸抑制	● 作用の発現は遅い。新生児では半減期が長いので過剰投与に注意する。 ● 5～10分かけて緩徐に投与する。 ● 目標血中濃度は15～40μg/mLに維持する。
ジアゼパム（セルシン®）		● 新生児痙攣 ● 鎮静	呼吸抑制、血圧低下	● 効果の発現は早いが、持続時間が短い。 ● 呼吸抑制をきたすことがあるので緩徐に投与する。 ● 他剤と混合または希釈して使用しない。 ● シメチジンは本剤の作用を増強させる。
ミダゾラム（ドルミカム®）		● 鎮静 ● 麻酔導入に用いるが、短時間の処置の際にも鎮静薬として適している。	無呼吸、呼吸抑制、血圧低下	● 作用時間と半減期が短く、用量依存的に効果が発現する。静注後すぐに効果が出現する。 ● 呼吸、血圧をモニターする。 ● 新生児ではミオクローヌス様の不随意運動が起き、痙攣との鑑別が問題になる。
モルヒネ塩酸塩水和物（モルヒネ塩酸塩）		● 鎮痛、鎮静 ● 血中半減期は早産児で6～20時間（在胎期間が短いほど長い）	便秘、眠気、悪心、嘔吐、尿閉、ミオクローヌス、血圧低下	● 呼吸、心拍数を必ずモニターする。 ● 腸管運動を抑制するため経腸栄養ができなくなるので、腹部膨満、腸雑音に注意する。 ● 依存性に注意する。
フェンタニルクエン酸塩（フェンタニル）		● 鎮痛（鎮痛作用はモルヒネの200倍）、鎮静	尿閉、血圧低下、胸郭コンプライアンスの低下	● 作用持続時間がモルヒネより短く、循環抑制を起こしにくい。 ● 初期量は15～30分かけてゆっくり投与する。 ● 呼吸、心拍数を必ずモニターする。

7 電解質液

一般名（商品名）	外 形	効果・効能	主な副作用	注意点
グルコン酸カルシウム水和物（カルチコール®）		・低カルシウム血症の改善	徐脈、急速投与では血圧変動	・静脈内注射は徐脈を起こさないように緩徐に投与する。 ・血管外に漏出することにより組織壊死、石灰化を起こすため注意する。 ・クエン酸塩、炭酸塩、リン酸塩、硫酸塩などを含む製剤と配合した場合、沈殿を生じることがあるので、配合を避ける。
硫酸マグネシウム・ブドウ糖配合（マグネゾール®）		・低マグネシウム血症の予防 ・低酸素性虚血性脳症（HIE）の予防 ・新生児遷延性肺高血圧症（PPHN）	大量投与で筋緊張の低下、呼吸抑制、腸蠕動運動の抑制、血圧低下	・子宮収縮抑制、子癇前症の治療としても使われる。 ・出生後、児の高マグネシウム血症では低緊張、呼吸抑制が持続することがある。
リン酸水素ナトリウム水和物・リン酸二水素ナトリウム水和物（リン酸Na補正液）		・低リン酸血症の治療	過敏症、紅斑、電解質異常、低カルシウム血症	・新生児での目安は、リン20～40mg/kg/日（本剤1.3～2.6mL/kg/日） ・カルシウムやマグネシウム製剤との配合で沈殿する。 ・必ず希釈して使用する。

8 動脈管閉鎖薬

一般名（商品名）	外 形	効果・効能	主な副作用	注意点
インドメタシンナトリウム（インダシン®）		・症候性未熟児動脈管開存症の治療	乏尿、出血傾向、低血糖	・超低出生体重児の脳室内出血予防の際は、出生後12時間以内に0.2mg/kgを6時間持続投与し、24時間ごとに3回投与する。 ・投与後に無尿または著明な乏尿が現れたら、腎機能が正常化するまで次の投与は行わない。 ・静脈内投与では、20～30分かけて緩徐に投与することが望ましい。 ・ステロイドとの併用で消化管穿孔のリスクが増加する。
イブプロフェンL-リシン（イブリーフ®）		・未熟児動脈管開存症	尿量減少、腎機能障害、血中クレアチニン増加	・初回注射後、肺高血圧症を伴う低酸素血症の報告があるので、注意して観察する。 ・著明な高ビリルビン血症がある場合には使用しない。

9 造血薬

一般名(商品名)	外 形	効果・効能	主な副作用	注意点
エポエチンアルファ (エスポー®)		• 未熟児貧血	ショック、アナフィラキシー様症状、血圧上昇、肝機能異常	• 遺伝子組換えヒトエリスロポエチン製剤 • 皮下投与、鉄剤も併せて投与する。早期の投与で未熟児網膜症のリスクが増加することがある。
フィルグラスチム(グラン®)		• 好中球減少症	ショック、アナフィラキシー、肝機能異常、間質性肺炎	• 皮下投与 • 他剤との混注不可

10 栄養輸液

一般名(商品名)	外 形	効果・効能	主な副作用	注意点
静注用脂肪乳剤 (イントラリポス®)		• 必須脂肪酸欠乏を予防 (脂肪エネルギー：9kcal/g)	静脈炎、乳糜血症、胆汁うっ滞、血小板減少	• 0.5g/kg/日から始めて、2～3g/kg/日まで増量。グリセリンで浸透圧を等張にしてあり、末梢からも投与できる。 • 乳糜を生じないように注意する。 • 呼吸障害がある児では悪化する可能性がある。
小児TPN用総合アミノ酸製剤 (プレアミン-P®)		• アミノ酸の補給(アミノ酸エネルギー：4kcal/g)	過敏症、肝機能障害、直接ビリルビン上昇	• 新生児は、0.5g/kg/日から開始して3g/kg/日まで増量

11 筋弛緩薬

一般名(商品名)	外 形	効果・効能	主な副作用	注意点
ロクロニウム臭化物 (エスラックス®)		• 筋弛緩薬	ショック、血圧低下、頻脈、呼吸抑制	• 呼吸、血圧をモニターする。

12 ステロイド（副腎皮質ホルモン剤）

一般名（商品名）	外 形	効果・効能	主な副作用	注意点
ヒドロコルチゾンコハク酸エステルナトリウム（ソル・コーテフ®）		・先天性副腎皮質過形成、ショック、急性副腎不全、低血糖 ・昇圧薬抵抗性の低血圧 ・未熟児の血圧上昇	高血圧、高血糖、易感染性、続発性副腎皮質機能不全症	・2～4日程度の期間で使用する。感染症のリスクを高める。 ・心電図、血圧、呼吸、尿量をモニターする。 ・長期投与で急に中止すると、副腎不全を発症することがある。 ・インドメタシンとの併用で消化管穿孔が起こることがある。
デキサメタゾンリン酸エステルナトリウム（デカドロン®・デキサート®）		・急性副腎皮質機能不全、循環不全 ・抗炎症	高血圧、高血糖、易感染性	・抗炎症作用はステロイド剤で最強 ・低出生体重児への反復投与で神経学的後遺症のリスク
メチルプレドニゾロンコハク酸エステルナトリウム（ソル・メドロール®）		・抗炎症／ステロイドパルス療法	高血圧、高血糖、易感染性	・抗炎症作用はヒドロコルチゾンの5倍

13 抗菌薬

一般名（商品名）	外 形	効果・効能	主な副作用	注意点
アムホテリシンB（ファンギゾン®）		・深在性真菌症	腎障害、蛋白尿、肝障害、低カリウム血症、無顆粒球症	・腸管からの吸収は悪い。腎臓から緩徐に排泄される。 ・髄液への移行は不良 ・遮光して冷所保存 ・血管痛、静脈炎を起こしやすい。
ミコナゾール（フロリードF®）		・深在性真菌症	肝機能障害、発熱、発疹、嘔吐	・肝臓で代謝される。 ・髄液移行はよくない。
バンコマイシン塩酸塩（塩酸バンコマイシン）		・MRSA等グラム陽性球菌感染症	皮疹、腎毒性、聴神経障害、レッドマン症候群	・腎臓から排泄されるため、腎機能異常の場合には注意する。 ・血中濃度をモニターしながら使用し、1時間以上かけて投与する。 ・高濃度で投与すると静脈炎を起こすことがある。 ・アミノグリコシド系抗生物質や利尿薬との併用で聴力障害のリスクを高める。

👣 1章 --

1) 仁志田博司ほか．"新生児学総論"．新生児学入門．仁志田博司編．第5版．東京，医学書院，2021，7-10.
2) 大阪府立母子保健総合医療センター編著．新生児Nursing Note．改訂2版．大阪，メディカ出版，2010，10-2.
3) 大山牧子．"母乳育児支援の理論と実際"．NICUスタッフのための母乳育児支援ハンドブック．第2版．大阪，メディカ出版，2010，93-112.
4) Shah, PS. et al. Neonatal Outcomes of Very Low Birth Weight and Very Preterm Neonates : An International Comparison. J Pediatr. 177, 2016, 144-52, e6.
5) Hosono, S. et al. Neonatal cardiopulmonary resuscitation project in Japan. Pediatr Int. 61 (7), 2019, 634-40.
6) Hiroma, T. et al. Nationwide survey of neonatal transportation practice in Japan. Pediatr Int. 58 (4), 2016, 311-3.
7) 横尾京子．"ハイリスク新生児ケアの基本"．助産学講座8助産診断・技術学Ⅱ[新生児期・乳幼児期]．東京，医学書院，2016，72-3.
8) 日本新生児成育医学会．重篤な疾患を持つ新生児の家族と医療スタッフの話し合いのガイドライン．http://jsnhd.or.jp/pdf/guideline.pdf (2021年12月閲覧)
9) 横尾京子ほか．"新生児の看護"．ナーシング・グラフィカ母性看護学①母性看護実践の基本．大阪，メディカ出版，2015，297-9.
10) 横尾京子．前掲書7．74-6.
11) 佐藤眞由美．"養育環境を整える"．NICU看護技術必携テキスト．岡園代編著．Neonatal Care秋季増刊．大阪，メディカ出版，2011，34-43.
12) 北島博之ほか．NICUにおけるMRSA根絶への歩み．Neonatal Care．17 (6)，2004，529-35.
13) Griffin, T. Family centered care in the NICU. J Perinat Neonatal Nurs. 20 (1), 2006, 98-102.
14) 横尾京子．"ファミリーケアの実践的意味"．NICUチームで取り組むファミリーケア家族の始まりを支えるケア．堀内勁編．Neonatal Care2002年春季増刊．大阪，メディカ出版，2002，10-11.
15) 佐藤眞由美．ハイリスク新生児(超低出生体重児)のファミリーケア．こどもケア．2 (6)，2008，90-6.
16) Pineda, R. et al. Parent participation in the neonatal intensive care unit : Predictors and relationships to neurobehavior and developmental outcomes. Early Hum Dev. 2018, 117, 32-8.
17) Pineda, RG. et al. Alterations in brain structure and neurodevelopmental outcome in preterm infants hospitalized in different neonatal intensive care unit environments. J Pediatr. 164 (1), 2014, 52-60, e2.
18) 堀内勁．新生児ケアのあり方とディベロップメンタルケア．周産期医学．31，2001，95-100.
19) 日本ディベロップメンタルケア研究会ウェブサイト．https://japan-dcra.jp/ (2021年12月閲覧)
20) 仁志田博司．"早産児・低出生体重児とディベロップメンタルケア"．標準ディベロップメンタルケア．日本ディベロップメンタルケア(DC)研究会編．大阪，メディカ出版，2014，11.
21) 大城昌平．"胎児・新生児の神経行動発達とディベロップメンタルケア"．前掲書20．34.
22) Als, H. Toward a synactive theory of development : Promise for the assessment and support of infant individuality. Infant Mental Health Journal. 3 (4), 1982, 229-43.
23) Liu, WF. Comparing sound measurements in the single-family room with open-unit design neonatal intensive care unit : the impact of equipment noise. J Perinatal. 32 (5), 2012, 368-73.
24) Rivkees, SA. et al. Rest-activity patterns of premature infants are regulated by cycled lighting. Pediatrics. 113 (4), 2004, 833-9.
25) 横尾京子．"NICUの環境と低出生体重児の発達を促すケア：ケアパターンの調整"．未熟児看護の知識と実際．仁志田博司編．大阪，メディカ出版，1997，42.
26) Holsti, L. et al. Relationships between adrenocorticotropic hormone and cortisol are altered during clustered nursing care in preterm infants born at extremely low gestational age. Early Hum Dev. 83 (5), 2007, 341-8.
27) Brazelton, TB編著．ブラゼルトン新生児行動評価．原書第3版．穐山富太郎監訳．東京，医歯薬出版，1998.
28) Mountcastle, K. An ounce of prevention : decreasing painful interventions in the NICU. Neonatal Netw. 29 (6), 2010, 353-8.
29) 本田憲胤．"痛みの緩和ケア"．前掲書20．278-9.
30) Als, H. et al. Early experience alters brain function and structure. Pediatrics. 113 (4), 2004, 846-57.

👣 2章 --

1) 杉浦崇浩．"新生児蘇生STEP 0 チームメンバーによるブリーフィング"．日本版救急蘇生ガイドライン2020に基づく 第4版 新生児蘇生法テキスト．細野茂春監修．東京，メジカルビュー社，2021，60-1.
2) Aherne, W. et al. The site of heat production in the newborn infant. Proc R Soc Med. 57 (12), 1964, 1172-3.
3) 入江暁子編．新人ナースのためのNICU基本マニュアル．Neonatal Care2009年春季増刊．大阪，メディカ出版，2009，71.
4) 加藤丈典．"新生児蘇生STEP3 蘇生の初期処置"．前掲書1．70.
5) Lyu, Y. et al. Association between admission temperature and mortality and major morbidity in preterm infants born at fewer than 33 weeks' gestation. JAMA Pediatr.169 (4), 2015, e150277.
6) Hey, EN. et al. The optimum thermal environment for naked babies. Arch Dis Child. 45 (24), 1970, 328-34.
7) 仁志田博司．"体温調節と保温"．新生児学入門．第3版．東京，医学書院，2004，164-6.
8) 鎌田雅子．"呼吸・循環器系"．みる・きく・わかる！ 新生児の症状・所見マスターブック．大野勉編．大阪，メディカ出版，2011，191.
9) 山田洋輔．喘鳴．with NEO．32 (4)，2019，534-43.

10) 関 弘昭ほか. "早産児の生理的特徴". 前掲書3. 65-7.

11) 三沢正弘. チアノーゼ. 小児看護. 23 (9), 2000, 1099-103.

12) 田中靖彦. "心雑音はどんなときに出るの? どう評価する?". 図解でどんどんステップアップ新生児循環管理なるほどQ&A. 与田仁志編. Neonatal Care2012年春季増刊. 大阪, メディカ出版, 2012, 47.

13) 新生児臨床研究ネットワーク・データベース(極低出生体重児)から得られたエビデンス(2003-2012)Vol.2 (2021改訂版). http://nponrn.umin.jp/download/10YearReportadj2.pdf (2021年12月閲覧)

14) 河野寿夫. "新生児の生理的特徴". 新生児ケアの実際. 多田裕編. 東京, 診断と治療社, 2000, 9-31.

15) 山田恭聖. "気をつけなければいけない症状・所見とその対応". 前掲書8. 57.

16) Ballard, JL. et al. New Ballard score, expanded to include extremely premature infants. J Pediatr. 119 (3), 1991, 417-23.

17) 八田恵利. "新生児の皮膚の構造". 新生児の皮膚ケアハンドブック. 大阪, メディカ出版, 2013, 8-13.

18) 仁志田博司. 新生児学入門. 第5版. 東京, 医学書院, 2021, 456p.

19) 新生児医療連絡会編. NICUマニュアル. 第4版. 東京, 金原出版, 2007, 720p.

20) 竹内徹監修. ハイリスク新生児の臨床. 第5版. エルゼビア・ジャパン, 2005, 660p.

🐾 3章 ⋯⋯⋯⋯⋯⋯⋯⋯⋯⋯⋯⋯⋯⋯⋯⋯⋯⋯⋯⋯⋯⋯⋯⋯⋯⋯⋯⋯⋯⋯⋯⋯⋯⋯⋯⋯

❶ 体温管理とケア

1) 大阪母子医療センター新生児棟看護基準・手順書.

2) 仁志田博司. "体温調節と保温". 新生児学入門. 第5版. 仁志田博司編. 東京, 医学書院, 2018, 123-31.

3) 松井晃. "保育器". 完全版 新生児・小児ME機器サポートブック:きほん・きづく・きわめる. 大阪, メディカ出版, 2016, 113-31.

❷ 呼吸管理とケア

1) 長谷川久弥. "呼吸器系の基礎と臨床". 新生児学入門. 第5版. 仁志田博司編. 東京, 医学書院, 2018, 141-90.

2) 水本洋. "気管挿管". 日本版救急蘇生ガイドライン2020に基づく第4版 新生児蘇生法テキスト. 細野茂春監修. 東京, メジカルビュー社, 2021, 127.

3) 横尾京子. ハイリスク新生児の看護とQOL:技術をみがく気管内吸引. Neonatal Care. 12 (6), 1999, 718-20.

4) 松井晃. "グラフィックモニタ". 完全版 新生児・小児ME機器サポートブック:きほん・きづく・きわめる. 大阪, メディカ出版, 2016, 263.

5) 大阪府立母子保健総合医療センター編. 新生児Nursing Note:新生児看護手帳. 大阪, メディカ出版, 2007, 37.

6) 大阪母子医療センター新生児棟看護基準・手順書. 大阪母子医療センター新生児棟編.

7) 菅野さやか. "入院時・急性期に必須の基本手技". NICU看護技術必修テキスト. 岡園代編. Neonatal Care 2011年秋季増刊. 大阪, メディカ出版, 2011, 71-90.

❸ 循環管理とケア

1) 佐藤眞由美. "心拍". 新生児の臨床検査・基準値ディクショナリー. 平野慎也編. Neonatal Care 2012秋季増刊. 大阪, メディカ出版, 2012, 21-3.

2) 本村勅子. バイタルサインの見かた・読み方・記録のしかた:血圧. Neonatal Care. 25 (1), 2012, 24-7.

3) Isayama, T. The clinical management and outcomes of extremely preterm infants in Japan:past, present, and future. Transl Pediatr. 8 (3), 2019, 199-211.

4) Toyoshima, K. et al. Tailormade circulatory management based on the stress-velocity relationship in preterm infants. J Formos Med Assoc. 112 (9), 2013, 510-7.

5) 増谷聡. 循環. Neonatal Care. 22 (6), 2009, 566-71.

6) 杉浦弘. "新生児蘇生法では右手にSpO$_2$モニタを付けるのはなぜ?". 新生児循環管理なるほどQ&A. 与田仁志編. Neonatal Care2012年春季増刊. 大阪, メディカ出版, 2012, 22.

7) 新生児内分泌研究会編著. 新版 新生児内分泌ハンドブック. 大阪, メディカ出版, 2020, 328p.

8) 岩月悦子. "バイタルサインの読み方". NICU看護技術必修テキスト. 岡園代編. Neonatal Care2011年秋季増刊. 大阪, メディカ出版, 2011, 13.

9) 豊島勝昭. "循環器系の基礎と臨床". 新生児学入門. 第5版. 仁志田博司編. 東京, 医学書院, 2018, 193-216.

10) 松井晃. "血圧計". 完全版 新生児・小児ME機器サポートブック:きほん・きづく・きわめる. 大阪, メディカ出版, 2016, 60-70.

❹ 栄養管理・点滴管理とケア

1) 水野克己. "栄養・消化器系の基礎と臨床". 新生児学入門. 第5版. 仁志田博司編. 東京, 医学書院, 2018, 263.

2) 川瀬昭彦. "これだけは知っておきたい基本手技 フローチャート". NICU夜勤・当直マニュアル. 鈴木悟編. Neonatal Care 2007年秋季増刊. 大阪, メディカ出版, 2007, 289.

3) 中野美紀. "輸液療法中に生じやすい合併症は? 効果的な対応策は?". 新生児輸液管理なるほどQ&A. 中村友彦編. Neonatal Care2013年春季増刊. 大阪, メディカ出版, 2013, 218.

4) 河田興. "与薬". 生理を知れば看護が見える 新生児ケアまるわかりBOOK. 平野慎也ほか編. Neonatal Care2017年秋季増刊. 大阪, メディカ出版, 2017, 89-103.

5) 松井晃. "輸液ポンプ・シリンジポンプ". 完全版 新生児・小児ME機器サポートブック:きほん・きづく・きわめる. 大阪, メディカ出版, 2016, 84-112.

6) 村瀬正彦. "押さえておきたい! NICUでの栄養管理の基本". ハイリスク新生児栄養管理・母乳栄養Q&A. 内山温編. Neonatal Care2015年秋季増刊. 大阪, メディカ出版, 2015, 12-17.

⑤ 新生児の行動観察とケアパターンの調整

1) 仁志田博司. "新生児医療とあたたかい心". 新生児学入門. 第5版. 仁志田博司編. 東京, 医学書院, 2018, 104.
2) 森口紀子. "ケアの提供と提供者". 標準ディベロップメンタルケア. 改訂2版. 日本ディベロップメンタルケア（DC）研究会. 大阪, メディカ出版, 2018, 154.
3) 野村雅子. "環境調整". 新生児理学療法. 東京, メディカルプレス, 2008, 78.
4) 浦島あゆみ. "赤ちゃんのしぐさ, サインを知る". 新生児ケアの基本：先輩ナースの視点がわかる. 豊島万希子ほか編. with NEO. 別冊るるNEO. 大阪, メディカ出版, 2019, 34.
5) 永田雅子. ディベロップメンタルケアと母子相互作用. 周産期医学. 40（5）, 2010, 667.

⑥ 感染予防

1) 矢野邦夫ほか. "感染微生物の伝播予防のための予防策". 医療現場における隔離予防策のためのCDCガイドライン：感染微生物の伝播予防のために. 大阪, メディカ出版, 2007, 95-107.
2) 坂木晴世. "スタンダードプリコーションをおさらいしよう". 新生児感染管理なるほどQ&A：基礎から実践までわかる！できる！自身がつく！. 大城 誠編. Neonatal Care2014年秋季増刊. 大阪, メディカ出版, 2014, 48.
3) 和田芳郎. "新生児・未熟児の感染対策". 周産期医学必修知識. 周産期医学36増刊号. 東京, 東京医学社, 2006, 845.
4) 大澤純子. "赤ちゃんに触れる前に：感染対策". 新生児ケアのきほん：先輩ナースの視点が分かる. 豊島万希子ほか編. with NEO. 別冊るるNEO. 大阪, メディカ出版, 2019, 56-62.

⑦ よく行われる検査

1) 田畑奈都子. "X線撮影". 生理を知れば看護が見える 新生児ケアまるわかりBOOK. 平野慎也ほか編. Neonatal Care2017年秋季増刊. 大阪, メディカ出版, 2017, 57-61.
2) 原裕子. "X線単純撮影検査". 周産期臨床検査のポイント. 周産期医学38増刊号. 東京, 東京医学社, 2008, 509.
3) 小谷志穂. "検体採取の手順：尿の採取". 知りたい数値がさっと引けるぱっとわかる 新生児の臨床検査ディクショナリー. 平野慎也編. Neonatal Care2012年秋季増刊. 大阪, メディカ出版, 2012, 43-8.
4) 大島ゆかり. "気道分泌物・鼻腔内分泌物の採取". 前掲書3. 49-55.

⑧ 光療法

1) 森岡一郎. "黄疸の病態と臨床". 新生児学入門. 第5版. 仁志田博司編. 東京, 医学書院, 2018, 286-304.
2) 森岡一郎ほか. 早産児の黄疸管理：新しい管理方法と治療基準の考案. 日本周産期新生児医学会雑誌. 53（1）, 2017, 1-9.
3) 日本医療研究開発機構（AMED）難治性疾患実用化研究事業 早産児核黄疸の包括的診療ガイドラインの作成班. "CQ4-4光療法はどのように実施するか". 早産児ビリルビン脳症（核黄疸）診療の手引き. 2020, 55-8.
4) 松井晃. "光線療法器". 完全版 新生児・小児ME機器サポートブック：きほん・きづく・きわめる. 大阪, メディカ出版, 2016, 132-8.
5) 大島ゆかり. "光線療法". はじめてのNICU看護. 大阪, メディカ出版, 2013, 109-11.
6) ネオブルー添付文書. アトムメディカル株式会社.
7) ビリセラピー添付文書. アトムメディカル株式会社.

4章

1 バイタルチェック

1）茂木美千代．"バイタルサイン測定"．新生児ケアのきほん：先輩ナースの視点がわかる．豊島万季子ほか編．with NEO別冊るるNEO．大阪，メディカ出版，2019，83．

2）小畑慶輔．"バイタルサインの確認"．生理を知れば看護が見える：新生児ケアまるわかりBOOK．平野慎也ほか編．Neonatal Care 2017年秋季増刊．大阪，メディカ出版，2017，63．

3）佐藤眞由美．"新生児のバイタルサインの見方・取り方・理解の仕方"．新生児の臨床検査・基準値ディクショナリー．平野慎也編．Neonatal Care 2012年秋季増刊．大阪，メディカ出版，2012，15．

4）豊島勝昭．循環管理：血圧管理から心機能管理 へ．周産期医学．44（4），2014，470．

5）深尾有紀．体温計．with NEO．34（1），2021，51-6．

2 ライン・センサーの固定

1）https://www.cdc.gov/infectioncontrol/guidelines/bsi/index.html（2021年2月閲覧）

2）Kinoshita, D. et al. Maximal sterile barrier precautions independently contribute to decreased central line-associated bloodstream infection in very low birth weight infants：A prospective multicenter observational study. Am J Infect Control. 47（11），2019，1365-9．

3）高江雅美．輸液療法に使用する器材とその使用方法．Neonatal Care．25（1），2010，25-31．

4）大阪母子医療センター新生児棟看護マニュアル．大阪母子医療センター新生児棟編．

5）Ochiai, M. et al. Transcutaneous blood gas monitoring among neonatal intensive care units in Japan. Pediatr Int. 62（2），2020, 169-74．

6）Hirata, K. et al. Application of transcutaneous carbon dioxide tension monitoring with low electrode temperatures in premature infants in the early postnatal period. Am J Perinatol. 31（5），2014，435-40．

7）八田恵利．モニター類の固定，医療用テープ，使用に伴う皮膚ケア．Neonatal Care．22（10），2009，1032-40．

8）籏智武志．呼吸管理のデバイス 経皮ガスモニター．人工呼吸．34（2），2017，149-53．

3 計 測

1）Ehrenkranz, RA. et al. Growth in the neonatal intensive care unit influences neurodevelopmental and growth outcomes of extremely low birth weight infants. Pediatrics. 117（4），2006，1253-61．

2）Fenton, TR. et al. An Attempt to Standardize the Calculation of Growth Velocity of Preterm Infants-Evaluation of Practical Bedside Methods. J Pediatr. 196, 2018, 77-83．

3）齋藤有希江．バイタルサイン測定と身体計測．Neonatal Care．26（12），2013，1286-90．

4）村上真理．"新生児の計測"．母性看護学（3）：母性看護技術．第4版．大阪，メディカ出版，2019，（ナーシンググラフィカ），186-9．

4 ポジショニング

1）Sweeney, JK. et al. "At-risk neonates and infants：NICU management and follow-up". Neurological rehabilitation. Philadelphia, Mosby, 1990, 183-238．

2）仁志田博司ほか．超低出生体重児：新しい管理指針．改訂3版．メジカルビュー社．東京，2006，226．

3）藤本智久．"早産児の運動発達とポジショニング・ハンドリング"．標準ディベロップメンタルケア．改訂第2版．仁志田博司ほか編．大阪，メディカ出版，2018，215-6．

4）佐藤眞由美ほか．"早産児の看護ケア"．母性看護学（1）：母性看護実践の基本．第3版．大阪，メディカ出版，2013，（ナーシンググラフィカ），334．

5）山崎武美．ポジショニングのとらえ方と注意点．Neonatal Care．16（1），2003，19．

5 体位変換

1）木原秀樹．新生児発達ケア実践マニュアル．Neonatal Care2009年秋季増刊．大阪，メディカ出版，2009，58．

2）Vandenberg, KA. et al. "Behavioral issues for the infants with BPD（bronchopulmonary dysplasia）". Lund, CH. ed. Bronchopulmonary dysplasia：Strategies for total patient care. California, Neonatal Network, 1990, 113-53．

3）大島ゆかり．"体位変換"．生理を知れば看護が見える．新生児ケアまるわかりBOOK．平野慎也ほか編．Neonatal Care2017年秋季増刊．大阪，メディカ出版，2017，156-60．

6 抱っこ

1）儀間裕貴．"早産児の神経行動発達の評価とディベロップメンタルケアへの応用"．標準ディベロップメンタルケア．改訂第2版．日本ディベロップメンタルケア研究会編．大阪，メディカ出版，2018，229-39．

2）吉田まち子．"抱っこ"．生理を知れば看護が見える．新生児ケアまるわかりBOOK．平野慎也ほか編．Neonatal Care 2017年秋季増刊．大阪，メディカ出版，2017，166-9．

7 痛みのケア

1）Stevens, B. et al. The efficacy of developmentally sensitive behavioral interventions and sucrose for relieving procedural pain in very low birth weight neonate. Nur Res. 48（1），1999，35-43．

2）本田憲胤ほか．"痛みの緩和ケア"．標準ディベロップメンタルケア．改訂第2版．日本ディベロップメンタルケア研究会編．大阪，メディカ出版，2018，288．

3）Ranger, M. et al. Internalizing behaviours in schoolage children born very preterm are predicted by neonatal pain and rllorphine exposure. Eur J Pain. 18（6），2014，844-52．

4）日本新生児看護学会．「NICUに入院している新生児の痛みのケアガイドライン」委員会．NICUに入院している新生児の痛みケアガイドライン：2020年（改訂）版．http://www.jann.gr.jp/wp-content/uploads/2019/12/16930beed6ecf5a64979bd8837720726.pdf（2021年11月閲覧）

5) Cong, X. et al. The impact of cumulative pain/stress on neurobehavioral development of preterm infants in the NICU. Early Hum Dev. 108, 2017, 9-16.

6) 側島久典. 新生児の疼痛感覚の生理学的特徴と発達. 周産期医学. 49(8), 2019, 1094-8.

7) 伊藤加奈子ほか. "新生児の痛み". NICUに入院している新生児の痛みのケア実践テキスト. 大阪, メディカ出版, 2016, 33.

8) 吉田まちこ. "あやし・なだめ(Stateを整える)". 生理を知れば看護が見える. 新生児ケアまるわかりBOOK. 平野慎也ほか編. Neonatal Care 2017年秋季増刊. 大阪, メディカ出版, 2017, 171-5.

9) 饗庭智. 赤ちゃんの痛みとケア. with NEO. 33(5), 2020, 714-8.

10) 伊藤加奈子. 早産児の痛みの知覚, 反応は, 正期産児や成人とどう違うのですか?. 痛みにさらされることで, どのような長期的影響が引き起こされるのですか?. Neonatal Care. 2015, 28(8), 734-7.

11) 山田恭聖. 新生児の疼痛緩和. Fetal & Neonatal Medicine. 10(2), 2018, 73-8.

12) 横尾京子. NICUにおける痛みのケアの新しい展望. 周産期医学. 49(8), 2019, 1108-11.

⑧ 授 乳

1) 楠田聡ほか. ルーチンワークに関するアンケート調査結果. Neonatal Care. 15(8), 2002, 10-35.

2) 林時仲ほか. 母乳の生後早期口腔内滴下は新生児の咽頭における緑連菌の定着を早める(会議録). 日本未熟児新生児学会雑誌. 17, 2005, 476.

3) 北島博之. 感染予防への布石. NICU感染予防対策ガイドライン. 厚生科学研究費補助金(医薬安全総合研事業)集中治療部門(ICU, NICU)等, 易感染性患者の治療を担う部門における院内感染防止対策に関する研究(第一試案より), 2006.

4) 水野克己. "母乳育児". 新生児学テキスト. 大阪, メディカ出版, 2018, 376-9.

5) 大山牧子. "なぜ母乳がいいの?". NICUスタッフのための母乳育児支援ハンドブック. 改訂第2版. 大阪, メディカ出版, 2010, 5.

6) WHO. カンガルー・マザー・ケア実践ガイド. 日本ラクテーション・コンサルタント協会訳. 日本ラクテーション・コンサルタント協会, 2004, 8.
https://apps.who.int/iris/bitstream/handle/10665/42587/9241590351-jpn.pdf?sequence=25&isAllowed=y(2022年1月24日閲覧)

7) 北島博之. 出産後の母子接触と母乳育児. Perinatal Care. 23(3), 2004, 208-13.

8) Kato, Y. et al. Effects of skin-to-skin care on electrical activity of the diaphragm in preterm infants during neurally adjusted ventilatory assist. Early Hum Dev. 157, 2021, 105379.

9) 林良寛. "哺乳びん, おしゃぶり". 楽しくお産楽しく子育て. 周産期医学. 32(増刊号). 東京, 東京医学社, 2002, 539-43.

10) 水野克己ほか. "特別なサポートの必要な新生児". よくわかる母乳育児. 改訂第2版. 東京, へるす出版, 2012, 180-200.

11) 日本新生児看護学会・日本助産学会. NICUに入院した新生児のための母乳育児支援ガイドライン. 日本新生児看護学会, 2010, 14.

12) 井村真澄. "授乳支援の基礎". 母乳育児支援スタンダード. 第2版. 日本ラクテーション・コンサルタント協会編. 東京, 医学書院, 2015, 169.

13) 橋本武夫監訳. 日本ラクテーション・コンサルタント協会訳. WHO/UNICEF母乳育児支援ガイド. 東京, 医学書院, 2003, 37.

14) International Lactation Consultant Association. Clinical Guidelines for the Establishment of Exclusive Breastfeeding. ILCA, NC, 2005, 19-20.

15) 齋藤朋子. 赤ちゃんの哺乳の発達. with NEO. 33(5), 2020, 701-7.

16) 水野克己. 乳頭保護器と乳頭混乱への対応. Perinatal Care. 38(3), 2019, 252-9.

17) ラ・レーチェ・リーグ・インターナショナル. 小さくうまれた赤ちゃん: 低出生体重児を母乳で育てるために. 2004, 46-7.

18) 大阪府立母子保健総合医療センター. NICU看護マニュアル. 日総研出版, 2009, 18.

19) 林良寛. おしゃぶりの吸啜と空乳首の吸啜の比較. Neonatal Care. 13(10), 2000, 952-5.

⑨ 沐浴・清拭(シャワー浴)・おむつ

1) 大阪母子医療センター 新生児棟看護マニュアル. 大阪母子医療センター新生児棟編.

2) 正木宏. 沐浴における皮膚ケア. with NEO. 33(6), 2020, 830-8.

3) 藤本紗央理. "新生児の皮膚の清潔法". 母性看護学(3): 母性看護技術. 第4版. 大阪, メディカ出版, 2019, (ナーシンググラフィカ), 210-2.

4) 松井典子. "オムツ交換". 生理を知れば看護が見える. 新生児ケアまるわかりBOOK. 平野慎也ほか編. Neonatal Care 2017年秋季増刊. 大阪, メディカ出版, 2017, 110-4.

5章

1) 北東功ほか編著. 新生児室・NICUで使う薬剤ノート. 改訂5版. 大阪, メディカ出版, 2020, 312p.

2) Neonatal formulary The Northern Neonatal Network. 6th ed. BMJ Books, Wiley-Blackwell, 2011, 336p.

3) Pediatric & Neonatal Dosage Handbook. 18th ed. Lexicomp, 2011, 1902p.

索　引

🐾 数字・欧文

Ⅰ度房室ブロック ····················· 64
Ⅱ度房室ブロック
　　（MobitzⅡ型）····················· 64
Ⅱ度房室ブロック
　　（Wenckebech型）················ 64
Ⅲ度房室ブロック ····················· 64
BrazeltonによるStateの
　　分類 ····································· 22
DIC治療薬·····························141
DPAP装着中のポイント ··········· 56
DPAPの装着 ·························· 55
early aggressive nutrition ··· 68
family-centered care ··········· 16
　　→ファミリーセンタードケア
Levineの分類 ···················· 37, 64
L–イソプレナリン塩酸塩·········141
NICU
　　―看護の理念···················· 14
　　―での黄疸管理 ················· 90
　　―での家族への支援 ········· 16
　　―での薬剤投与···············140
　　―における痛みのケア······119
　　―の環境 ·························· 13
　　―の施設基準···················· 13
　　―の室温・湿度··················· 13
not doing well ······················ 97
PIBBS ·································130
PPHN ·································· 35
PROM ·································· 46
regionalization ····················· 13
Stateの評価····························· 21
tcPCO₂モニター ··················103
tcPO₂モニター ····················103
TORCH ································ 46
X線検査 ································ 84

🐾 あ

アシドーシス治療薬················142
アドレナリン ························140
アミノフィリン水和物 ············142
アムホテリシンB ··················146
アラームへの対応 ················· 82
アルス（Als）の共作用モデル ··· 19
アルスの共作用理論················ 19
アルプロスタジル ··················141
安定化（の）サイン　 75, 117
　　足を組む ·························· 76
　　生き生きとした表情 ········ 76
　　吸啜··································· 76
　　サブシステムによる生体の
　　　自己制御行動 ··············· 20
　　焦点のあった敏活状態····· 76
　　組織化された正中位志向··· 75
　　調整された筋緊張 ·········· 75
　　手を合わせる ················· 75
　　手を口に持っていく ······· 76
　　何かにつかまる··············· 76
　　明確な睡眠状態················ 76
　　リラックスした姿勢 ········ 75
安定化のシグナル→安定化（の）サイン

🐾 い

易刺激性································· 42
医師の診察、処置のタイミング···117
痛みが与える影響················119
痛みのアセスメントツール ·····120
痛みの緩和ケア ··················· 23
痛みのケア　···········23, 119, 121
　　―の目標 ·······················121
痛みの測定とトレーニング ·····120
胃内残渣物の確認 ················127
胃の機能································ 38
イブプロフェンL–リシン ········144
インドメタシンナトリウム ·····144

🐾 え

栄養 ····························· 11, 12
栄養カテーテルのサイズ ·······125
栄養管理・点滴管理とケア ······ 68

栄養投与の方法 ····················· 68
栄養輸液·······························145
腋窩温································· 100
壊死性腸炎 ·························· 40
エプロンの脱ぎ方 ················· 81
エポエチンアルファ················145
嚥下機能································ 38

🐾 お

黄疸 ······························ 11, 40
嘔吐 ··································· 39
音環境改善への工夫················· 20
音環境の調整 ······················· 20
オムツ交換 ·················· 82, 136
親子のやり取りを支援 ·········· 78
温度変化の影響を予測した
　　環境の調整 ····················· 51
温乳器································· 127

🐾 か

開放型保育器 ······················· 48
回路固定のポイント················· 57
ガウンの脱ぎ方 ···················· 81
顔の向きを変える ··············115
踵の固定方法 ······················· 85
核黄疸発症の危険因子 ········· 90
各体位
　　―におけるメリットと
　　　デメリット ··················115
　　―の特徴 ·······················115
拡張期圧································ 64
家族中心のケア ···················· 16
家族との協働 ······················· 16
家族のケア参加 ···················· 16
家族への説明 ······················· 93
合併症の既往 ······················· 26
カテコラミンルートの更新 ····· 67
カニューレ固定のポイント ····· 54
ガベキサートメシル酸塩 ········141
カルペリチド ························142
カンガルーマザーケア ··········124
　　―と搾乳後の非栄養的吸啜
　　　（NNS）·······················125
　　―の効果 ·······················124

換気血流比と体位 ……………114
眼球振盪 ………………… 43
環境調整 …………………121
観血的血圧測定 ………… 65
観血的血圧の波形 ……… 65
看護のポイント
　痛みの緩和 …………… 23
　栄養カテーテル交換 ……126
　音環境 ………………… 20
　吸着開始時の児の位置
　（ポジショニング）…129
　経管栄養法 ……………127
　検査時 ………………… 84
　光線療法器 …………… 91
　授乳 ……………………123
　吸わせ方・吸着の手順 ……130
　体温の変動を最小限にする… 50
　点滴管理
　　末梢静脈ライン ……… 72
　　末梢動脈ライン ……… 74
　光環境 ………………… 21
　ファミリーセンタードケア… 17
　ポジショニング……… 23, 112
　哺乳びんによる授乳 ……131
観察のポイント
　痛みのケア ……………122
　オムツ交換 ……………136
　感染症 ………………… 46
　気管内閉鎖式吸引 …… 60, 61
　経管栄養法 ……………126
　痙攣時 ………………… 42
　呼吸管理 ……………… 52
　授乳 ……………………129
　心雑音 ………………… 37
　新生児の症状 ………… 83
　全身の観察 …………… 96
　続発性無呼吸 ………… 33
　体位変換時 ……………117
　抱っこ …………………118
　点滴管理（末梢静脈ライン）… 69
　点滴管理（末梢動脈ライン）… 73
　尿量 …………………… 67
　病的嘔吐 ……………… 39
　哺乳びんによる授乳 ……131
　沐浴……………………134
　ライン・センサーの固定…101
感染予防……………… 15, 79
　―の点からみた母乳育児
　　の意義 ………………123

眼底検査……………………… 88
陥没呼吸 ………………… 32
　―がみられる部位 …… 97
カンレノ酸カリウム…………142

き

気管挿管チューブ
　―と吸引カテーテルの基準… 59
　―のテープ固定 ……… 57
　―の太さと固定長 ……… 57
気管内閉鎖式吸引 ……… 59
気道の状態 ……………… 31
キャピラリー採血 ……… 85
吸引 ……………………… 58
　―の指標 ……………… 58
吸引圧の確認 …………… 58
吸気性喘鳴 ……………… 33
急性期の循環管理の特徴 … 65
吸着 ……………………129
救命と生理学的適応を助けるケア … 14
仰臥位 ………………… 113, 116
胸郭の状態 ……………… 31
筋緊張異常 ……………… 43
筋緊張の評価 …………… 43

く

グルコン酸カルシウム水和物…144

け

ケアのポイント
　呼吸管理 ……………… 52
　ライン・センサーの固定…101
ケアパターンの調整……… 21, 78
経管栄養カテーテルの挿入と
　固定 …………………… 51
経管栄養法の目的 ………125
経口授乳…………………128
計測……………………104
　胸囲の測定方法………105
　身長の測定方法………104
　体重の測定方法……… 105, 106
　頭囲の測定方法………104
　腹囲の測定方法………105
　―の重要性 ……………105
　―の必要物品（身長・
　　頭囲・胸囲・腹囲）…104

経胎盤感染 ……………… 46
経鼻栄養カテーテル
　挿入時の手順 …………125
　挿入位置の確認…………126
経皮二酸化炭素分圧モニター装着…103
経皮ビリルビン濃度測定 ……… 86
痙攣 ……………………… 42
血圧測定………………… 98
血圧トランスデューサーの位置… 66
血圧の正常値 …………… 66
血圧のモニタリング……… 64
血液 ……………………… 11
血流感染の予防 ………… 83
検査時のケア …………… 89
剣状突起 …………………125

こ

抗凝固薬………………141
抗菌薬…………………146
口腔内吸引 ……………… 59
光線療法器 ……………… 91
高流量鼻カニューレの装着 …… 54
呼気性喘鳴 ……………… 33
呼吸 …………………… 10, 12
呼吸運動の確立状態……… 31
呼吸音聴取部位 ………… 97
呼吸管理
　NICUで特徴的な呼吸管理… 61
　―とケア ……………… 52
呼吸器系………………… 30
呼吸機能の維持 ………… 15
呼吸器用薬……………142
呼吸疾患 ………………… 33
呼吸障害の症状 ………… 32
呼吸の観察 ……………… 97
呼吸の触診 ……………… 33
個人防護具の着脱の手順 … 80
コットでの体温調整……… 51
コットへの移床 ………… 50
固定のポイント …………101

さ

サーファクタント ……… 31
　―の生成状態…………… 31
在胎週数と体格 ………… 26
採尿 ……………………… 86
　ガーゼを用いる採尿 ……… 87

採尿バッグ …………………… 86
　　装着後のケア …………… 87
　　―の貼り方 ……………… 87
サブシステムの発達を考慮した
　支援 ………………………… 19
酸素が自動供給できない保育器… 53
酸素カニューレ ……………… 53
酸素自動供給式の保育器 ……… 53
酸素飽和度のモニタリング …… 66
酸素飽和度モニターのセンサー
　の遮光 ……………………… 92
酸素療法 ……………………… 53
三方活栓にシリンジを接続した
　投与 ………………………… 70

🐾 し

ジアゼパム …………………143
シーソー呼吸 ………… 32, 97
子宮外適応レベルの評価…… 31, 35
敷き用低反発マットレスの調整
　（腹臥位）…………………112
四肢冷感…………………… 37
周囲の光環境への配慮 ……… 93
収縮期圧 ……………………… 64
重篤な疾患 …………………… 13
手指衛生 ……………………… 79
　　―の5つのタイミング …… 79
　　―の重要さ ……………… 80
手指消毒の手順 ……………… 79
出生直後の新生児循環 ……… 66
授乳 …………………………123
　　口腔内への母乳塗布 ……123
循環 ………………… 10, 12
循環管理とケア ……………… 62
循環器系 ……………………… 34
循環障害の症状 ……………… 36
消化器系 ……………………… 38
消化器症状 …………………… 39
常在細菌叢の獲得 …………… 82
上室性期外収縮 ……………… 63
照射面積を増やすための工夫… 92
静注用脂肪乳剤 ……………145
小児TPN用総合アミノ酸製剤…145
情報の共有 …………………… 16
触覚振盪音 …………………… 33
ショ糖による鎮痛効果 ………122
心機能の維持 ………………… 15

腎機能 ………………………… 12
呻吟 …………………………… 32
神経筋の成熟度 ……………… 43
心血管作動薬 ………………140
人工呼吸管理と新生児慢性肺
　疾患 ………………………… 57
人工呼吸器のグラフィック
　モニターの活用 …………… 61
心雑音 ………………………… 37
　　―の強さ ………… 37, 64
　　―の部位・強度 ………… 64
心室性期外収縮 ……………… 63
心室性頻拍 …………………… 63
新生児
　　―で起こりやすい症状 …… 42
　　―に起こりやすい不整脈 … 63
　　―に対する疼痛評価法 …… 23
　　―に必要な栄養 ………… 68
　　―の医学的特徴 ………… 10
　　―の痛みの伝達経路の
　　　機能的特徴 ……………119
　　―の栄養 ………………… 68
　　―の栄養に関する特徴と
　　　問題点 ………………… 68
　　―の覚醒レベル ………… 78
　　―の行動観察 …………… 75
　　―の循環 ………………… 34
　　―の心拍数 ……………… 35
　　―の特徴 ………………… 10
　　―の必要栄養量 ………… 39
　　―の保清方法 ……………132
新生児看護の特徴 …………… 14
新生児感染症の特徴……… 46, 79
新生児痙攣
　　―の原因 ………………… 43
　　―の発作型の分類と
　　　臨床症状 ……………… 42
新生児循環 …………………… 62
新生児遷延性肺高血圧症 …… 35
新生児ビリルビン値の推移 …… 41
新生児への痛みのケア ………121
腎臓の働き …………………… 44
身体を洗う順番 ………………133
心電図電極の装着例…………102
心電図モニター ……………… 62
　　―の装着 ………………… 62
心拍出量の調整 ……………… 62
心拍数依存型(性) ………… 35, 62

心拍数測定 …………………… 98
心拍の聴取部位 ………… 64, 98
真皮 …………………………… 29

🐾 す

水分・電解質 ………………… 44
スタンダード・プリコーション … 79
ストレス因子の除去………… 15
ストレス（の）サイン……… 77, 117
　　あくび …………………… 77
　　足を突っ張る …………… 77
　　顔を隠す ………………… 77
　　顔をゆがめる …………… 77
　　片手を伸ばす …………… 77
　　こぶしを握る …………… 77
　　サブシステムによる生体の
　　　ストレス反応 ………… 20
　　舌を伸ばす ……………… 77
　　背中や首を反らす ……… 77
　　泣く ……………………… 77
　　目をそらす ……………… 77
　　指を開く ………………… 77
ストレスのシグナル
　→ストレス（の）サイン

🐾 せ

清潔ケア……………………132
清潔操作で薬剤を作製 ……… 70
清拭（シャワー浴）……………135
正常新生児の特徴 …………… 10
正常な心電図波形 …………… 63
生理的黄疸と病的な黄疸 …… 41
生理的チアノーゼ …………… 36
ゼロ点校正 …………………… 73
前期破水 ……………………… 46
センサーの固定 ………………102
全身の観察 …………………… 96
先天感染症（TORCH）………… 46
先天性心疾患
　　―との鑑別 ……………… 35
　　―への酸素投与の注意…… 36
喘鳴 …………………………… 33

🐾 そ

挿管介助⋯⋯⋯⋯⋯⋯⋯⋯ 56
　　─のチューブの渡し方⋯⋯ 56
挿管時の体位⋯⋯⋯⋯⋯⋯ 56
挿管中の児の急変⋯⋯⋯⋯⋯100
造血薬⋯⋯⋯⋯⋯⋯⋯⋯⋯145
早産児
　　─と正期産児の痛みの
　　　知覚の違い⋯⋯⋯⋯⋯119
　　─における生後72時間の
　　　管理⋯⋯⋯⋯⋯⋯⋯ 77
　　─の特徴⋯⋯⋯⋯⋯⋯ 11
　　─の不良肢位⋯⋯⋯⋯⋯110
　　─の良肢位⋯⋯⋯⋯⋯⋯110
挿入の介助⋯⋯⋯⋯⋯⋯⋯ 73
側臥位⋯⋯⋯⋯⋯⋯⋯⋯⋯116
組織化された行動⋯⋯⋯⋯ 75
組織化されていない行動⋯⋯ 75
尊厳と尊重⋯⋯⋯⋯⋯ 16

🐾 た

体位⋯⋯⋯⋯⋯⋯⋯⋯⋯ 52
体位別のポジショニング⋯⋯113
体位変換⋯⋯⋯⋯⋯⋯⋯⋯115
　　─のタイミング⋯⋯⋯ 78
　　─の手順⋯⋯⋯⋯⋯⋯115
体位を整える⋯⋯⋯⋯⋯⋯116
体液生理⋯⋯⋯⋯⋯⋯⋯⋯ 11
体温⋯⋯⋯⋯⋯⋯ 11, 12, 27
　　─が高い（37.5℃以上）⋯ 49
　　─が低い（36.5℃以下）⋯ 49
体温管理とケア⋯⋯⋯⋯⋯ 48
体温測定⋯⋯⋯⋯⋯⋯⋯⋯ 99
体温調整⋯⋯⋯⋯⋯⋯ 15, 49
体温変動⋯⋯⋯⋯⋯⋯⋯⋯ 28
　　─の原因と症状⋯⋯⋯⋯ 28
胎児循環⋯⋯⋯⋯⋯⋯ 34, 62
　　─から新生児循環への
　　　移行⋯⋯⋯⋯⋯⋯⋯ 35
胎児の知覚発達⋯⋯⋯⋯⋯ 19
体重計の清拭⋯⋯⋯⋯⋯⋯ 82
胎盤循環⋯⋯⋯⋯⋯⋯⋯⋯ 34
胎盤を通じたガス交換から
　　肺呼吸への移行⋯⋯⋯⋯ 30
タオルによる調節⋯⋯⋯⋯⋯111
抱き方に関する指導のポイント⋯129
多呼吸⋯⋯⋯⋯⋯⋯⋯⋯⋯ 32

抱っこ⋯⋯⋯⋯⋯⋯⋯⋯⋯118
　　移動時⋯⋯⋯⋯⋯⋯⋯118
　　抱き方⋯⋯⋯⋯⋯⋯⋯128
　　着衣した状態⋯⋯⋯⋯⋯118
多尿⋯⋯⋯⋯⋯⋯⋯⋯⋯ 44
炭酸水素ナトリウム⋯⋯⋯⋯142
胆汁酸刺激リパーゼ⋯⋯⋯⋯127

🐾 ち

チアノーゼ⋯⋯⋯⋯⋯⋯ 36
　　─の種類⋯⋯⋯⋯⋯⋯ 36
中枢神経系⋯⋯⋯⋯⋯⋯⋯ 42
中枢神経症状⋯⋯⋯⋯⋯⋯ 42
中性温度環境⋯⋯⋯⋯⋯⋯ 28
腸管拡張による腹部膨満⋯⋯ 38
聴診器⋯⋯⋯⋯⋯⋯⋯⋯⋯ 98
聴診器の使い分け⋯⋯⋯⋯ 32
超早産児のケア⋯⋯⋯⋯⋯ 21
直接授乳⋯⋯⋯⋯⋯⋯⋯⋯128
　　─での抱き方⋯⋯⋯⋯⋯128
　　─の開始基準⋯⋯⋯⋯⋯128
直腸温⋯⋯⋯⋯⋯⋯⋯⋯⋯100
鎮静薬⋯⋯⋯⋯⋯⋯⋯⋯⋯143

🐾 て

手洗い方法の特徴および
　　注意点⋯⋯⋯⋯⋯⋯ 80
低体温に伴う代謝性
　　アシドーシス⋯⋯⋯⋯ 28
低体温療法⋯⋯⋯⋯⋯⋯ 43
低反発マットレスの使用⋯⋯111
ディベロップメンタルケア⋯ 18
　　─の必要性⋯⋯⋯⋯⋯ 18
　　─の方法⋯⋯⋯⋯⋯⋯ 18
デキサメタゾンリン酸エステル
　　ナトリウム⋯⋯⋯⋯⋯⋯146
手袋の着脱⋯⋯⋯⋯⋯⋯ 80
電解質液⋯⋯⋯⋯⋯⋯⋯⋯144
点滴管理
　　起こりやすい合併症と
　　　注意点⋯⋯⋯⋯⋯⋯ 71
　　起こりやすい問題点の原因
　　　と対応⋯⋯⋯⋯⋯⋯ 74
末梢静脈ライン⋯⋯⋯⋯ 69
末梢挿入式中心静脈ライン⋯ 71
末梢動脈ライン⋯⋯⋯⋯ 73
点滴挿入の介助⋯⋯⋯⋯ 69

点滴ルートの作製⋯⋯⋯⋯ 69, 72

🐾 と

動脈管の開存⋯⋯⋯⋯⋯⋯ 35
動脈管閉鎖薬⋯⋯⋯⋯⋯⋯144
動脈ルート⋯⋯⋯⋯⋯⋯⋯101
ドキサプラム塩酸塩水和物⋯143
ドパミン塩酸塩⋯⋯⋯⋯⋯140
ドブタミン塩酸塩⋯⋯⋯⋯⋯141
吐物による鑑別診断⋯⋯⋯ 39
ドライテクニック⋯⋯⋯⋯⋯135
トロンボモデュリン アルファ⋯141

🐾 な

ナファモスタットメシル酸塩⋯141

🐾 に

日常的な環境の清掃⋯⋯⋯⋯ 83
ニップルシールド⋯⋯⋯⋯⋯130
ニトログリセリン⋯⋯⋯⋯⋯140
ニューバラードスコア⋯⋯⋯ 43
尿量の異常⋯⋯⋯⋯⋯⋯⋯ 44
尿量の観察⋯⋯⋯⋯⋯⋯⋯ 67

🐾 ね

熱産生⋯⋯⋯⋯⋯⋯⋯⋯⋯ 27
熱喪失⋯⋯⋯⋯⋯⋯⋯⋯⋯ 27

🐾 の

脳神経⋯⋯⋯⋯⋯⋯⋯⋯⋯ 12
のどの構造⋯⋯⋯⋯⋯⋯⋯ 38
ノルアドレナリン⋯⋯⋯⋯⋯140

🐾 は

バイオクリーンルーム⋯⋯⋯ 13
肺血管抵抗
　　─が高いとき⋯⋯⋯⋯⋯ 35
　　─の状態⋯⋯⋯⋯⋯⋯ 31
肺呼吸⋯⋯⋯⋯⋯⋯⋯⋯⋯ 30
　　─への移行⋯⋯⋯⋯⋯⋯ 31
肺水の吸収状態⋯⋯⋯⋯⋯ 31
バイタルチェック⋯⋯⋯⋯⋯ 96
肺の発達⋯⋯⋯⋯⋯⋯⋯⋯ 31

培養検査 …………………… 87
　咽頭・鼻腔からの採取方法 … 88
　気管分泌物の採取方法 …… 88
　便の採取方法 …………… 88
ハイリスク新生児ケア ……… 14
バソプレシン …………………141
発達段階に応じたポジショニング
　の導入 …………………110
パルスオキシメーター装着の
　ポイント …………………102
晩期循環不全 ……………… 67
バンコマイシン塩酸塩 ………146
絆創膏による栄養カテーテルの
　固定 ……………………126
搬送方法 …………………… 13

ひ

皮下組織 …………………… 29
光環境改善への工夫 ……… 21
光環境の調整 ……………… 21
光療法 ……………………… 90
光療法中・終了時の体温管理 … 93
光療法の基準 ……………… 90
非観血的血圧測定 ………… 65, 98
ヒドロコルチゾンコハク酸
　エステルナトリウム ………146
皮膚 ………………………… 27
　人種による色の違い …… 29
　—の構造 ……………… 28
　—の働き ……………… 29
非薬理的鎮痛法 ……………121
標準予防策 ………………… 79
病的黄疸を引き起こす要因 … 91
表皮 ………………………… 28
鼻翼呼吸 …………………… 32
ビリルビン代謝 …………… 40

ふ

ファミリーセンタードケア …… 16
　—の概念と痛みのケア …122
　—の基本概念 ………… 16
　—の大切さ …………… 17
　ハイリスク新生児における
　　実践のコツ ………… 17
フィルグラスチム …………145
フェノバルビタールナトリウム…143
フェンタニルクエン酸塩 ……143

腹臥位 ……………… 113, 116
腹部膨満 …………………… 39
　—をきたす疾患の鑑別 … 40
浮腫 ………………………… 44
プラスチックフードの使用 … 49
フロセミド …………………142
プロング・ジェネレーターの
　固定 ……………………… 55
プロングやマスク装着の注意… 55

へ

平均血圧の下限の目安 …… 66
閉鎖型保育器 ……………… 48
閉塞ランプの点灯の原因 …… 69
ヘパリンナトリウム…………141
ヘモグロビン酸素解離曲線 … 36
便の色・性状 ……………… 40

ほ

保育器
　—による保温 ………… 48
　—の特徴と処置 ……… 48
保育器内
　—での乳汁注入の自然落下
　　方法 …………………127
　—の加湿（出生体重ごとの
　　器内湿度） ………… 48
　保育器内温度 ………… 49
　保育器内酸素 ………… 53
乏尿 ………………………… 44
　—の原因 ……………… 44
保温の重要性 ……………… 28
保菌状態に応じた新生児の
　固定と配置 …………… 83
ポジショニング ………… 22, 110
　—の基本 ………………110
　—の工夫のポイントと
　　利点 …………………112
　—の修正ポイント ………114
　—の方法 ………………111
　—の目的 ………………110
　理想のポジショニング ……111
母体
　—からの受動免疫 …… 45
　—からの垂直感染 …… 46
　母体情報と出生時情報の
　　確認 ………………… 91

母体・胎児・出生時における
　情報収集のポイント … 26
発作性上室性頻拍 ………… 63
母乳育児確立までの流れ ……131
母乳育児の利点 ……………124
母乳栄養の重要性 ………… 68
母乳からの免疫 …………… 45
哺乳行動の発達を観察する
　ための指標 ……………130
哺乳びんによる経口授乳 ……131
哺乳びんによる授乳…………128
母乳分泌の維持・促進 ………123
ボンネットの装着 ………… 55

ま

マスクの着脱 ……………… 81
末梢静脈ラインからの与薬 … 70
末梢静脈ルート ……………101
末梢挿入型中心静脈カテーテル
　（PICC）留置時の感染対策 …101
末梢中心静脈ルート…………101
マットレスの厚み …………113
マットレスの大きさ…………112

み

ミコナゾール …………………146
未熟児動脈管開存症…………… 66
ミダゾラム …………………143
ミルリノン …………………140

む

無呼吸 ……………………… 33
　—の要因 ……………… 33
　—の要因となる喘鳴 …… 33
無呼吸発作時の対応………… 52
無呼吸発作の種類 ………… 33
無水カフェイン ……………143

め

メチルプレドニゾロンコハク酸
　エステルナトリウム …………146
目や性腺の保護 …………… 92
免疫 ………………………… 45
免疫能 ……………………… 12
　—に影響を及ぼす因子 … 45

🐾 も

毛細血管血採血 ······················ 85
沐浴 ······························132
　安全な支え方 ····················133
沐浴槽の清掃 ······················ 82
モニターのコードやルートを
　調整 ··························115
モルヒネ塩酸塩水和物 ··········143

🐾 や

薬剤投与前の確認事項 ··········· 70
薬理的鎮痛法 ·····················122

🐾 ゆ

輸液管理の実際
　末梢静脈ライン················· 68
　末梢挿入式中心静脈
　　ライン ····················· 71
　末梢動脈ライン················· 72

輸液漏れ ··························101
湯船の湯温 ······················134
湯船の外で洗う ··················133

🐾 よ

用手換気法 ······················· 58
羊水感染·························· 46

🐾 ら

ライン・センサーの固定 ········101
ラインの固定例 ··················101
落陽現象·························· 43

🐾 り

利尿薬 ···························142
硫酸マグネシウム・ブドウ糖
　配合 ··························144
リン酸水素ナトリウム水和物・
　リン酸二水素ナトリウム水和物
　···························144

🐾 る

ルートの整理・管理例 ·········102

🐾 ろ

ロクロニウム臭化物··············145